Step by Step®
Treatment of Acne Scars

痤疮瘢痕治疗术

主编　Niti Khunger

翻译　**陈泽仪**

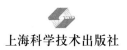

上海科学技术出版社

图书在版编目（CIP）数据

痤疮瘢痕治疗术 /（印）尼提·昆格（Niti Khunger）主编；
陈泽仪译 . —上海：上海科学技术出版社，2019.1（2022.1 重印）
　ISBN 978-7-5478-4094-8

　Ⅰ . ① 痤… 　Ⅱ . ① 尼… 　② 陈… 　Ⅲ . ① 痤疮－瘢痕－治疗
学　Ⅳ . ① R758.730.5

　中国版本图书馆 CIP 数据核字（2018）第 155385 号

Original title: Step by Step® Treatment of Acne Scars
Copyright © 2014, Jaypee Brothers Medical Publishers, New
Delhi, India
All rights reserved

上海市版权局著作权合同登记号　图字：09-2017-1048 号

痤疮瘢痕治疗术

主编　Niti Khunger

翻译　陈泽仪

上海世纪出版（集团）有限公司
上海科学技术出版社
　　　　　　　　　　　　　　　　　出版、发行
（上海市闵行区号景路 159 弄 A 座 9F—10F）
邮政编码 201101　www.sstp.cn
浙江新华印刷技术有限公司印刷
开本 787×1092　1/32　印张 11.25
字数 190 千字
2019 年 1 月第 1 版　2022 年 1 月第 3 次印刷
ISBN 978-7-5478-4094-8/R·1662
定价：99.00 元

本书如有缺页、错装或坏损等严重质量问题，请向承印厂联系调换

献　辞

谨将本书献给：

我的患者，他们激励我创新、创作、完成作品；

我的家人 Jitender 医生、Monica 医生和 Arjun 医生，他们鼓励我追求、攀登、获得成就。

声　明

　　医学知识与实践不断更新。本书的目的是提供与本书主题相关的准确、权威信息。但是，我们仍然建议读者核对本书所含内容的最新信息，核对生产商的每种产品的信息，以验证推荐的剂量、配方、方法、作用时间、不良反应及禁忌证等内容。从业者有责任采取一切适当的安全预防措施。对于因使用本书或本书有关的信息而对他人人身或财产造成的任何伤害和（或）损害，本书出版者、作者及编辑均不承担任何责任。

内容提要

《痤疮瘢痕治疗术》为印度著名皮肤病学家 Niti Khunger 主编的 *Step by Step® Treatment of Acne Scars* 的中译本。原著是一本为开展痤疮瘢痕治疗的医生编写的高级实用参考书,在国外广受好评。

本书分为三大部分。第一部分是关于痤疮瘢痕的基础知识;第二部分介绍了各种痤疮瘢痕及其治疗技术的原理、仪器设备及材料、适应证、禁忌证、局限性、注意事项、术前准备、手术操作、术后护理、并发症及其处理方法等;第三部分为典型病例分享及痤疮瘢痕治疗的整体方案。

痤疮瘢痕治疗极具挑战性,本书在阐述各种治疗技术的同时,亦针对各种类型痤疮瘢痕的特点给出了多种治疗技术的联合、顺序应用方案,使读者具备治疗整体观。同时,本书采用菜谱式编写方式及口袋书的开本,具有实用性强、可读性强、便于携带等优点,可以为读者提供最方便实用的参考。

本书的主要读者为皮肤科医生及开展痤疮瘢痕治疗的相关从业人员,亦可供相关学科人员参考。

编 写 者

Aditi Jha MD
Senior Resident
Department of Dematology and STD
Vardhaman Mahavir Medical College and
Safdarjung Hospital
New Delhi, India

Amit Luthra MD
Consultant Dermatologist
Ishira Skin Clinic
Panchsheel Park and Ashok Vihar
New Delhi, India

Anil Ganjoo MD
Senior Consultant
Dermatologist and Laser Surgeon
Saroj Hospital
New Delhi, India

Apratim Goel MD DNB FAGE
Goel' s Cutis Skin Studio

Mumbai, Maharashtra, India

Deepali Bhardwaj MBBS DVDL MPhil
Dermatologist
Founder, The Skin and Hair Clinic
New Delhi, India

Imran Majid MD
Associate Professor
Department of Dermatology
Government Medical College
Consultant
Cutis Skin and Laser Institute, India

Jaishree Sharad MD
Cosmetic Dermatologist
Mumbai, Maharashtra, India

Koushik Lahiri MBBS DVD (Cal) FIAD FAAD FFAADV
MRCPS (Glasgow)
Senior Consultant Dermatologist
Apollo Gleneagles Hospitals
Nightingale Hospitals, WIZDERM
Kolkata, West Bengal, India

Monica Khunger MBBS
All India Institute of Medical Sciences
New Delhi, India

Niti Khunger MD DNB DDV
Consultant Dermatologist and Professor
Department of Dermatology and STD
Vardhaman Mahavir Medical College and
Safdarjung Hospital
New Delhi，India

Sanjeev Aurangabadkar MD
Skin and Laser Clinic
Begumpet
Hyderabad，Andhra Pradesh，India

Shenaz Arsiwala MD DDV
Cosmetic Dermatosurgeon and Laser Specialist
Prince Aly Khan Hospital and Saifee Hospital
Mumbai，Maharashtra，India

Shikha Bansal MD DNB MNAMS
Specialist
Department of Dermatology and STD
Vardhaman Mahavir Medical College and
Safdarjung Hospital
New Delhi，India

Vivek Kumar MBBS MS（Surgery）DNB（Plastic
Surgery）MNAMS MIMSA
Consultant，Plastic and Cosmetic Surgeon
Sir Ganga Ram Hospital
New Delhi，India

序　言

　　陈泽仪医生 1963 年毕业于上海第二医学院（现为上海交通大学医学院）。毕业后他留在广慈医院（现为上海瑞金医院）工作，1979 年春他前往巴黎大学 Cochin 医院风湿病研究所 Delbare 教授和免疫学系 Renaut 教授实验室进修自身免疫病和免疫学，然后在 1981 年 10 月前往美国 Medical University of South Carolina（MUSC）皮肤科继续进修免疫学和皮肤病学，进行实验研究并从事临床工作。陈泽仪医生于 1984—1986 年任上海瑞金医院皮肤科主任，1987 年开始，他在 MUSC 皮肤病学系和病理学系任客座教授。1993 年他创建了皮肤科研企业"Ashley Scientific"。在 MUSC 病理学系实验室研究人员和 Collage of Charleston 的专业人员的帮助下，他利用空余时间开始了自己的化学剥脱剂实验研究、护肤品研究和生产。1994 年他创办了"皮肤治疗中心"，将其自行研发的化学剥脱产品用于临床，并建立了实验室以便进行实验研究和新品开发。美国皮肤病协会（American Academy of Dermatology，AAD）前任主席 Richard Dobson 教授和 *JAAD* 主编 Bruce Thiers

教授及 John Maize 教授向 AAD 推荐陈泽仪医生由"非美国居民 AAD 会员"改为"美国居民 AAD 会员"。

虽然目前市场上有不少关于痤疮的图书，但很少有描述痤疮瘢痕治疗的，特别是使用新的微创和非侵入性方法治疗痤疮和痤疮瘢痕的图书。陈泽仪医生推荐和翻译的 *Step by Step® Treatment of Acne Scars*（《痤疮瘢痕治疗术》）是由印度新德里著名的皮肤科医生 Niti Khunger 教授主编，由皮肤科、美容皮肤科、皮肤外科、整形外科和激光科医生共同编写。本书简要介绍各种不同类型的痤疮瘢痕以及痤疮瘢痕病理生理、分级制度、预防和局部治疗。详细介绍了化学剥脱术、皮肤瘢痕化学重建技术、皮下分离、打孔切除技术、微针术、微晶磨皮术、激光和光设备、填充物和自体脂肪等治疗方法在冰锥状瘢痕、棚车状瘢痕、滚动状瘢痕、线状瘢痕、脂肪萎缩性瘢痕、丘疹性瘢痕、瘢痕疙瘩、肥大性瘢痕、桥状瘢痕中的应用，包括各自的适应证、禁忌证、手术技术操作、手术前后护理以及疗效，并且讲述了痤疮瘢痕治疗相关的并发症及其预防和治疗。这是一本非常优秀的教科书型的高级实用参考书，其内容既系统、全面、先进，又简明易读。中文版保留了原书简要的编写方式，并附有彩色插图，实用性非常强。

我郑重地推荐此书，建议皮肤科、整形外科、美学美容执业医生，尤其是年轻医生和没有接触过新技术的其他相关医生阅读此书，以便对伤害广大患者心身健康并常累及面部的痤疮和痤疮瘢痕开展更好的、更积极的防治。

郑捷

上海交通大学医学院附属瑞金医院

皮肤性病学教授，主任医师

中华医学会皮肤性病学分会主任委员

2018 年 8 月

中文版前言

痤疮是青少年常见的皮肤疾病，也见于青年和中年人。在非炎症性粉刺发展成炎症性病变以及真皮伤口愈合的过程中，如果患者没有得到早期、及时、适当、有效的治疗，可发生痤疮瘢痕。

囊肿型、丘疹脓疱型和结节肿块型痤疮较易发生瘢痕。瘢痕表现多种多样，以萎缩凹陷性瘢痕最常见，有些则为肥厚增生性瘢痕。痤疮瘢痕主要发生于面部，使患者对自身容貌不满，感觉困窘，缺乏自信并回避社交生活。患者容易产生抑郁、紧张、焦虑情绪，常自觉瘢痕比实际情况更为严重，从而影响学习、工作、心理以及情感。

痤疮是暂时的，不幸的是，痤疮瘢痕是永久的。避免发生痤疮瘢痕最有效的方法是尽早治疗、防止痤疮发展。建议患痤疮的青少年的父母，在早期粉刺型或丘疹型痤疮阶段就开始让孩子接受治疗，而不是等到疾病更严重时才想到治疗，并应尽量告诫患者避免搔抓面部皮损。许多患者会在局部使用类固醇药膏，以期望快速缓解红斑，但这会进一步加重痤疮。

治疗痤疮瘢痕很具有挑战性，因痤疮瘢痕常为多形性，处理方法取决于瘢痕类型和严重程度，涉及多种治疗方式。如果有继发感染、炎症和活动性痤疮，必须予以控制。口服药物同时可进行痤疮局部治疗，包括排出粉刺和病灶内注射类固醇。其他治疗包括局部应用维甲酸、α和β-羟基酸、过氧化苯甲酰、异维甲酸、局部和全身抗菌治疗。也可使用硅凝胶、洋葱提取物、冷冻和电离子透入疗法。

在过去 20 多年里，我研究和治疗了 I～VI 型皮肤患者的痤疮、痤疮瘢痕和炎症性色素沉着。治疗方法主要包括化学剥脱、微晶磨皮、蓝光、激光、强脉冲光和射频，疗程 4～6 次，每周或每 2 周进行 1 次，特别重要的是患者必须每天使用针对痤疮的护肤品。对没有继发感染的患者，此治疗方案仅需局部使用抗生素，皮损改善更快，并可避免瘢痕产生。

为了帮助中国医生更好地认识痤疮、痤疮瘢痕及其多样的治疗方式，我推荐并翻译了 *Step by Step*® *Treatment of Acne Scars*（《痤疮瘢痕治疗术》）一书。此书由印度著名皮肤科医生 Niti Khunger 教授以及其他具有丰富临床实践经验的面部瘢痕治疗专家，包括皮肤科、皮肤外科、整形外科、美容科、激光专家撰写。本书重点介绍现代激光射频技术，先进的化学剥脱、皮肤瘢痕化学重建、皮下分离、冲头切除移植、微针刺、微晶换肤、砂磨、填充物等微创和非侵入性手术操作，以及它们的并发症及其治疗。

本书的特点是详细讨论了各种类型痤疮瘢痕的病理生理和发病机制，以便读者理解、学习、掌握其治疗原则，并具备治疗的整体观，特别适用于为较深肤色患者治疗的医生。本书将是皮肤科、皮肤外科、整形外科和美容科医生在处理面部痤疮瘢痕的临床实践中非常有用的袖珍参考书。

在本书的翻译和校对过程中，可能会出现错误和不当之处，恳请读者指出并帮助纠正，不胜感谢。

陈泽仪

2018 年 5 月

英文版前言

　　痤疮是青春期非常常见的疾病。不幸的是，由于痤疮程度严重、治疗时机延误等原因，痤疮所致的瘢痕发生时间早，并且可累及 95% 的患者。痤疮瘢痕主要见于面部，给患者造成严重的心理困扰。痤疮瘢痕表现多样，治疗具挑战性，其处理涉及与瘢痕类型有关的多种不同的治疗方法。

　　撰写本书的目的是为痤疮瘢痕治疗提供分步的综合指导，使这些痤疮治疗技术为美容外科领域的年轻医生和尚未接触新技术的年长医生能够理解和采用。本书的独特之处是，对多种类型的瘢痕进行了详细介绍，以便医生能理解瘢痕的病理机制和治疗涉及的原理，同时从整体角度介绍了患者的处理措施。该书描述了多种痤疮瘢痕修复技术和技巧、如何适当应用以达到最佳效果，以及如何处理有色皮肤的独特挑战。强调了可能的并发症，尤其是深色皮肤容易发生的并发症，以及详细的处理方法。

　　治疗痤疮瘢痕的新技术呈爆炸式发展，从需要较长治疗时间的侵入性手术转向需要较短治疗时间的微创性技术，使患者获益良多。

　　本书所有编写者均为其所在领域的专家，有广泛、丰富的经验，为痤疮瘢痕的处理提供了实用方法。该书将成为皮肤科、皮肤外科、整形科和美容科医生治疗面部瘢痕的宝贵资料。

Niti Khunger

致　谢

　　本书的创作是由年轻热心的皮肤科医生发起的，他们在各种学术会议上对我的演讲表现出极大的兴趣。本书孵化形成之时，正是治疗痤疮瘢痕的微创新技术蓬勃发展的时期。我感谢参与编写本书的专家们，他们总结了自己宝贵的经验，并分享了处理这些问题的创新性技巧。

　　感谢我的患者，他们总是坚定地支持我、完全地信任我，使我能够进行创新、临场应变。

　　非常感谢我的老师，特别是 Chetan Oberai 医生和 PN Behl 医生，从我职业生涯伊始，他们就给我注入学术热情。

　　感谢集团主席 Shri Jitendar P Vij、总经理 Ankit Vij 先生、出版室主任 Tarun Duneja 先生、制作经理 KK Raman 先生、制作协调员 Sunil Kumar Dogra 先生、制作主管 Neelambar Pant 先生、校对者 Ashutosh Pathak 先生、排版 Yashu Kapoor 女士、平面设计师 Manoj Pahuja 先生，以及印度新德里的杰培兄弟医学出版社（P）有限公司 [M/

S Jaypee Brother Medical Publishers（P）Ltd，New Delhi，India] 的全体成员，在他们的帮助下本书得以出版。

　　在此向我的家人——我丈夫 JM Khunger 医生和我的孩子 Monica 医生、Arjun 医生致以最深切的感谢，他们让我顺利地完成了本书的编写。

目　录

第一章 痤疮瘢痕病理生理

概　要

- 痤疮是毛发皮脂腺单元的一种慢性炎症性疾病。
- 致病因素包括雄激素刺激继发的过度皮脂分泌、毛囊堵塞的毛囊异常角化、痤疮丙酸杆菌繁殖和炎症。
- 由于对痤疮丙酸杆菌严重的炎性反应而发生瘢痕。
- 瘢痕的数量、类型和深度取决于炎症的程度和深度、机体的免疫性以及对炎症的反应性。

引言

瘢痕是任何损伤或疾病后替代正常组织的纤维组织区域，是创伤愈合的自然过程。愈合过程有两种类型：再生和修复。肝脏和表皮通过再生，即细胞增殖而恢复原始的结构和功能，这种类型的愈合不留瘢痕。但是大多数器官，包括皮肤真皮层，通过修复愈合，即通过纤维组织沉积以维持组织的连续性，这种愈合过程导致瘢痕形成。瘢痕可为组织损失导致的萎缩性瘢痕或组织增多导致的肥大性瘢痕。痤疮瘢痕常是萎缩性瘢痕，表现为凹陷，而造成瘢痕组织升高的肥大性瘢痕不常见。

为什么痤疮会导致瘢痕

痤疮是一种延伸到真皮的炎症过程，瘢痕发生时间早。在非炎症阶段只有粉刺，没有瘢痕。一旦非炎症性病变演变成炎症性病变时，创伤愈合机制被激活。如果炎症范围大而深，扩散至深层真皮时仍未得到治疗，则发生瘢痕。由于伴随瘢痕修复的炎症范围、深度和严重程度不同，导致了痤疮瘢痕的不同类型。有研究[1]比较了容易发生瘢痕者与不易发生瘢痕者的痤疮病灶的组织病理学和免疫组织化学特征，发现在容易发生瘢痕的患者中存在明显的特异性免疫反应，这种免疫反应最初较小且无效，但在皮肤损伤愈合的过程中被放大和激活。愈合组织中的过度炎症反应有利于瘢痕形成。相反，没有瘢痕的早期病变中有大量活跃的非特异性炎症反应（少数记忆 T 淋巴细胞），当病损痊愈时这种反应即可迅速消退。因此，早期控制炎症可能是防止和减少痤疮瘢痕形成的关键。

什么情况下痤疮会导致瘢痕

由于痤疮的严重程度和治疗不及时，90% 的患者的瘢痕发生于痤疮早期。要了解痤疮瘢痕的病理生理机制首先必须了解痤疮的发病机制（图 1.1）。

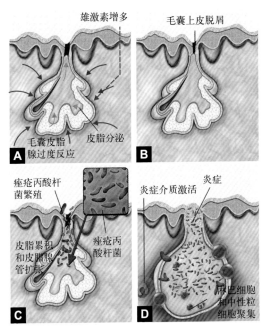

图 1.1A ～ D　痤疮的发病机制：（A）皮脂分泌增多；（B）导管角化过度和毛囊皮脂腺阻塞；（C）痤疮丙酸杆菌繁殖；（D）继发性炎症（PMN：多形核白细胞）

痤疮发病机制 [2-3]

痤疮是一种极其复杂的疾病，多种致病因素相互作用，包括各种表皮角化异常、雄激素分泌异常、循环中雄激素的敏感性增加、皮脂腺功能异常、细菌繁殖、炎症和免疫。寻常性痤疮有 4 个基本发病机制：

（1）皮脂腺管角化过度。

（2）痤疮丙酸杆菌繁殖。

（3）循环中雄激素的敏感性增高。

（4）炎症。

痤疮起始于有小毛发结构和大皮脂腺的毛囊泡管皮脂腺。毛囊泡管由两部分组成，表面上部、结构上与表皮相似的顶部漏斗和下部漏斗。最早发生的是微小粉刺形成，这在临床上不明显，但会引起炎症性痤疮。毛囊内衬的下部漏斗部分脱落有缺陷，导致内皮成片脱落，而不是作为细颗粒脱落。这些脱落物无法通过毛囊孔排出，导致角质物栓塞、扩张皮脂毛囊，形成粉刺。因此，粉刺形成是角化细胞在毛囊皮脂腺管中积累所致。可能是由于毛囊皮脂腺管角质形成细胞增生，管角质层细胞分离不足（黏度增强）或两种因素结合。雄激素在粉刺的形成过程中也起了作用。5α- 还原酶（1 型）存在于毛囊皮脂腺导管的下部漏斗和皮脂腺。抗雄激素疗法导致粉刺形成减少 [4]。微小粉刺可以留存，或随毛发周期而自行消退，或增大为一个关闭的或开放的粉刺，或转变为炎症性痤疮病变，由此更可能形成瘢痕。微小粉刺炎症的促发因素是痤疮丙酸杆菌，后者存在于微小粉刺中，激活炎症和免疫反应。免疫力越强，炎症反应越大，瘢痕形成概率更大。炎症在病变发展和痤疮瘢痕发生过程中起主要作用。事实上，已有证据表明，痤疮主要是一种慢性炎症性疾病，甚至在粉刺形成前已发生亚临床炎症。最近报道显示，痤疮丙酸杆菌激活单核细胞和中性粒细胞上的 Toll 样受体 2，导致多种促炎性细胞因子产生，包括 IL-12、IL-8 和肿瘤坏死因子[5]。炎症过程导致毛囊壁破裂，炎症扩散至真皮层。在非炎性粉刺发展成炎症性病变和在真皮伤口愈合过程中，痤疮瘢痕开始形成。

病损痊愈期

病损痊愈有 3 个主要阶段（图 1.2）：

（1）炎症期。

（2）扩散期。

（3）成熟或重塑期。

病变痊愈的 3 个阶段相互重叠。这种多层次过程是通过几种细胞因子调节的，包括表皮生长因子（EGF）、转化生长因子 -β（TGF-β）、碱性成纤维细胞生长因子

5

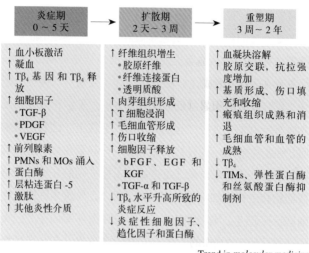

炎症期 0～5天	扩散期 2天～3周	重塑期 3周～2年
↑血小板激活 ↑凝血 ↑Tβ$_4$基因和Tβ$_4$释放 ↑细胞因子 • TGF-β • PDGF • VEGF ↑前列腺素 ↑PMNs和MOs涌入 ↑蛋白酶 ↑层粘连蛋白-5 ↑激肽 ↑其他炎性介质	↑纤维组织增生 • 胶原纤维 • 纤维连接蛋白 • 透明质酸 ↑肉芽组织形成 ↑T细胞浸润 ↑毛细血管形成 ↑伤口收缩 ↑细胞因子释放 • bFGF、EGF和KGF • TGF-α和TGF-β ↑Tβ$_4$水平升高所致的炎症反应 ↓炎症性细胞因子、趋化因子和蛋白酶	↑血凝块溶解 ↑胶原交联，抗拉强度增加 ↑基质形成、伤口填充和收缩 ↑瘢痕组织成熟和消退 ↑毛细血管和血管的成熟 ↑Tβ$_4$ ↑TIMs、弹性蛋白酶和丝氨酸蛋白酶抑制剂

Trend in *molecular medicine*

图 1.2 伤口痊愈分期

（bFGF）、促分裂原活化的蛋白激酶和基质金属蛋白酶（MMPs）。Sato 等[6] 报道，痤疮丙酸杆菌不仅促进皮脂腺中皮脂产生，而且促进痤疮瘢痕的形成，通过人单核细胞基质金属蛋白酶原（proMMPs）-1、proMMPs-9 和人真皮成纤维细胞 proMMP-2 表达增强，增加细胞外基质降解。

炎症期持续 24～48 小时，并可能在某些病例长达 2 周。特征性表现是红斑。血小板、中性粒细胞和巨噬细胞释放细胞因子，并且控制炎症过程。

在扩散期发生细胞迁移和增殖、上皮再生以及血管和纤维组织增生。表皮修复是通过相邻的角质形成细胞迁移到病变处并增殖、分化来恢复完整的表皮分层，通常需24～48小时。真皮修复于损伤或病变后第3～4天开始，表现为肉芽组织形成，包括新的血管（血管生成）和成纤维细胞与基质的积累（纤维组织增生）。成纤维细胞合成各种蛋白，如胶原蛋白、蛋白聚糖、纤维连接蛋白、弹力纤维，有助于形成细胞外基质。胶原合成以最大速度持续2～4周，随后减慢。

重塑期大约开始于病变后的第21天，涉及胶原纤维的降解和重新定向。这种胶原蛋白的重塑是组织修复的最后一步，由引发损伤的MMPs和抑制损伤的金属蛋白酶组织抑制物（TIMPs）调节。当MMPs/TIMPs的比值较低时，萎缩性瘢痕形成，相反，当此比值较高时，肥大性瘢痕形成。重塑期持续几个月～1年，以形成成熟瘢痕。由于炎症后密集的毛细血管网，早期未成熟瘢痕表现为红色，随着瘢痕成熟毛细血管消退，红色减退，瘢痕的实际颜色变得明显。较老的或成熟的瘢痕可能表现为色素减退或正常肤色。在深色皮肤和过度日光照射的患者，瘢痕通常有色素沉着，且倾向于持久性。所以，保护早期瘢痕避免日晒，预防变黑非常重要。对组织修复的不充足反应导致胶原沉积减少，形成萎缩性瘢痕，而活力旺盛的反应则引起肥大性瘢痕。在痤疮中，萎缩性瘢痕远较肥大性瘢痕常见。

痤疮瘢痕病理生理 [2-4, 7]

炎症的深度和严重程度决定痤疮瘢痕的数量、类型和深度。由于炎症起始于毛囊皮脂腺结构的下部漏斗的表皮下，故痤疮损害与寻常不同。酶活性和炎症破坏真皮结构，因此瘢痕首先涉及较深结构。收缩导致萎缩性瘢痕。

根据痤疮瘢痕颜色、深度、轮廓和表面纹理，可以将其分成多种类型 [8]（图 1.3）。黄斑性瘢痕中，炎症仅累及浅表真皮和表皮，导致颜色持续变化。早期的瘢痕表现为

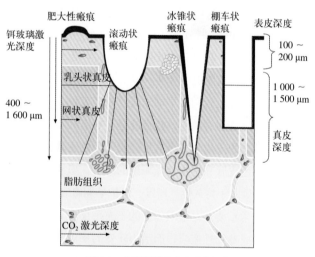

图1.3 各种类型痤疮瘢痕的深度

红斑，晚期的瘢痕由于炎症色素沉着而表现为色素斑。炎性介质刺激黑色素形成，这些瘢痕可为持久性，尤其在较深肤色的人群中。在冰锥状瘢痕中，真皮的严重炎症可导致毛囊全部坏死、脱落，形成冰锥状瘢痕。冰锥状瘢痕较狭窄，呈点状且深度深，因其犹如皮肤被冰锥穿刺而得名（图1.4）。冰锥状瘢痕为边界清晰的、垂直延伸到深层真皮和皮下组织的上皮片束。组织病理学表现为由增生上皮细胞内衬的网状隧道。即使是这种类型的旧瘢痕，也常常有炎症的残留。在滚动状瘢痕，炎症扩散超过毛囊，进入

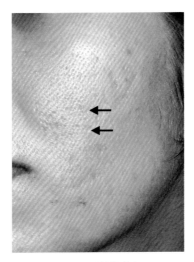

图1.4　冰锥状瘢痕

周围皮下区、汗腺和周围血管，导致宽而深的瘢痕，形成滚动状瘢痕。它是由于表皮和真皮受到其下的皮下组织的束缚所致。滚动状瘢痕表面常为正常结构，其宽度大于深度（图 1.5）。棚车状瘢痕为圆形、椭圆形或边缘垂直的不规则凹陷。棚车状瘢痕表面比冰锥状瘢痕宽，且不逐渐变尖细。棚车状瘢痕似冲压出，或深或浅（图 1.6）。当有广泛真皮炎症时，线状瘢痕发生。这些瘢痕表现为线性，呈萎缩性色素减退线，病变之间的皮肤相对正常。线状瘢痕可以是狭窄的细线状或宽线状瘢痕，表现为条状真皮凹陷（图 1.7）。在一个特定区域反复发生

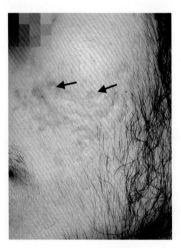

图 1.5　滚动状瘢痕

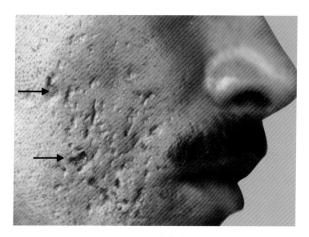

图 1.6 栅车状瘢痕

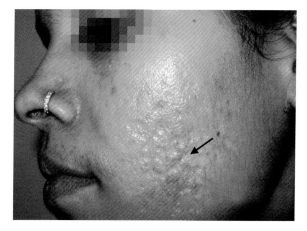

图 1.7 线状瘢痕

炎症时产生的瘢痕为桥状瘢痕，累及多个管道。恶臭的皮脂和上皮屑常常积聚在这些管道内（图1.8）。毛囊周围瘢痕或丘疹性瘢痕为色素减退或皮肤色的隆起性瘢痕。由于毛囊周围的真皮组织胶原蛋白和弹力纤维破坏所致，最常见于躯干、下颌和鼻子（图1.9A～B）。脂肪萎缩性瘢痕发生在有广泛长期炎症时，如囊肿性痤疮，面部脂肪被炎性介质破坏。囊性病变占用空间，并且最终退化留下不能被萎缩性皮下组织填充的空白空间。而组织从表面被拉下，导致严重凹陷，这些囊肿周围组织的收缩使其恶化（图1.10）。该囊肿退化和成熟伴随的纤维变性，大概解释了囊肿性痤疮治疗，尤其是维甲酸治疗的患者外貌的

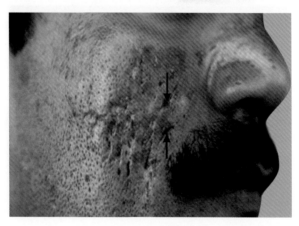

图1.8　桥状瘢痕

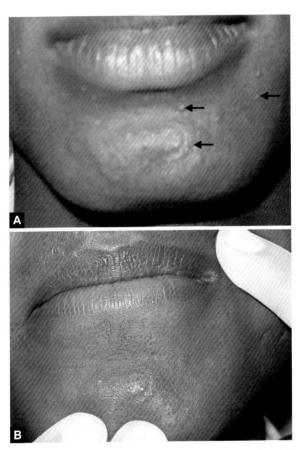

图 1.9A ～ B （A）丘疹性瘢痕；（B）拉紧皮肤时丘疹性瘢痕消失

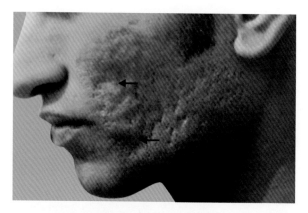

图 1.10 脂肪萎缩性瘢痕

不相称恶化。这种类型的瘢痕随患者年龄恶化。肥大性瘢痕的发生是由于过多的胶原沉积和胶原酶活性的减退。这类瘢痕呈粉红色或肤色、坚实、隆起，常见于下颌区域、肩部、胸部和背部（图 1.11）。有厚的玻璃样变胶原束，这与其他真皮瘢痕相似。瘢痕疙瘩呈红紫色丘疹和结节，超出原有部位，可能痒或痛。在组织学上，瘢痕疙瘩表现为漩涡状，无细胞胶原厚索。

小结

痤疮中的瘢痕因炎症而发生。早期充分地控制炎症是预防痤疮瘢痕的关键。

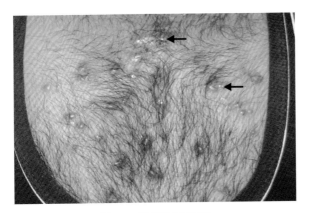

图 1.11 胸部肥大性瘢痕

参·考·文·献

[1] Holland DB, Jeremy AH, Roberts SG, Seukeran DC, Layton AM, Cunliffe WJ. Inflammation in acne scarring: a comparison of the responses in lesions from patients prone and not prone to scar. Br J Dermatol. 2004; 150: 72-81.

[2] Fabbrocini G, Annunziata MC, D' Arco V, De Vita V, Lodi G, Mauriello MC, et al. Acne scars: pathogenesis, classification and treatment. Dermatol Res Pract. 2010; 893080.

[3] Goodman GJ. Post-acne scarring: A short review of its pathophysiology. Australasian J of Dermatology. 2001; 42: 84-90.

[4] Cunliffe WJ, Holland DB, Clark SM, Stables GI. Comedogenesis: some new aetiological, clinical, and therapeutic strategies. Dermatology. 2003; 206: 11-6.

[5] Kim J, Ochoa MT, Krutzik SR, et al. Activation of toll-like receptor 2 in acne triggers inflammatory cytokine responses. J Immunol. 2002; 169: 1535-41.

[6] Sato T, Kurihara H, Akimoto N, Noguchi N, Sasatsu M, Ito A. Augmentation of gene expression and production of promatrix metalloproteinase 2 by *Propionibacterium acnes*-derived factors in hamster sebocytes and dermal fibroblasts: a possible mechanism for acne scarring. Biol Pharm Bull. 2011; 34: 295-9.

[7] Goodman GJ. Postacne scarring: A review of its pathophysiology and treatment. Dermatol Surg 2000; 26: 857-71.

[8] Jacob CI, Dover JS, Kaminer MS. Acne scarring: A classification system and review of treatment options. J Am Acad Dermatol. 2001; 45: 109-17.

Shikha Bansal, Niti Khunger

第二章 痤疮瘢痕类型和分级系统

概 要

- 痤疮瘢痕为多形性，具有不同的形状、大小、深度和表面结构。
- 一般多种类型的瘢痕共同存在于同一患者。
- 有几种等级尺度用于痤疮瘢痕分级，但是没有一种是理想的。
- 判断严重性时，评估痤疮瘢痕患者的社会心理影响也很重要。

引言

痤疮是青少年和青年最常见的慢性炎症性疾病之一，并且在年龄较大的成年人中越来越常见。它累及毛囊皮脂腺结构，特征表现为随着瘢痕形成倾向有不同的形态和严重程度。痤疮瘢痕是终末期炎症性损害的产物。轻度和充分治疗的痤疮可以消退而没有任何残留瘢痕，但是慢性的、严重的或处理不当的痤疮会导致瘢痕。痤疮瘢痕是面部瘢痕的最常见原因，可导致严重的心理困扰。

萎缩性瘢痕是由于胶原流失造成，而胶原增多则产生肥大性瘢痕。萎缩性瘢痕较为常见，为肥大性瘢痕的3倍。由于每种瘢痕都有其独特的特点和表现，故需明确瘢痕的类型以选择最佳治疗（图 2.1A～G）。多种瘢痕类型通常共存于同一患者，因此没有单一的理想治疗方法可用于所有类型的痤疮瘢痕。

各种痤疮瘢痕的发生率尚未得到很好研究。一项早期研究发现冰锥状瘢痕最为常见，占所有瘢痕的60%～70%，棚车状瘢痕占20%～30%，滚动状瘢痕占各种不同类型

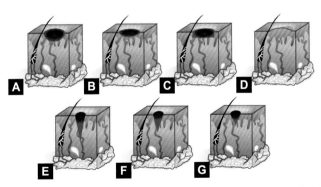

图 2.1A～G 痤疮瘢痕类型：（A）深滚动状瘢痕；（B）浅滚动状瘢痕；（C）棚车状瘢痕；（D）隆起性瘢痕；（E）深冰锥状瘢痕；（F）冰锥状瘢痕；（G）扩大的毛孔

痤疮瘢痕的 15% ～ 25%[1]。

痤疮瘢痕形态学类型

痤疮瘢痕有多种类型，常有混乱的描述性命名[1-3]。在一般人群里各种类型瘢痕的发生率和严重程度尚未被很好地研究。痤疮瘢痕大致可以分为 3 类（表 2.1）。

表 2.1　痤疮瘢痕的形态学类型

黄斑性瘢痕	• 红色斑
	• 色素斑
凹陷性瘢痕	• 冰锥状瘢痕
	• 栅车状瘢痕：浅、深
	• 滚动状瘢痕
	• 线状瘢痕：窄、宽
	• 脂肪萎缩性瘢痕
隆起性瘢痕	• 肥大性瘢痕
	• 瘢痕疙瘩
	• 丘疹性瘢痕
	• 桥状瘢痕和窦道

（1）黄斑性瘢痕。

（2）萎缩性瘢痕。

（3）肥大性瘢痕。

萎缩性瘢痕最常见，其次是黄斑性瘢痕，最不常见的是肥大性瘢痕。

黄斑性瘢痕

这些病变是黄斑，不是严格意义上的瘢痕，之所以如此命名，是因为其往往持续存在数月。黄斑性瘢痕可被进一步分为红色斑和色素斑。痤疮的色素减退性斑少见，所见到的色素减退性病变是真正的萎缩性瘢痕，而非黄斑（图 2.2）。

红色斑

红色斑发生于炎症性痤疮病变消退后，常见于较浅肤色的皮肤，并且多持续存在于敏感性皮肤、日光过敏性皮肤或玫瑰痤疮样皮肤。这些红色斑表现为活动性痤疮病变，容易形成持续性瘢痕（图 2.3）。

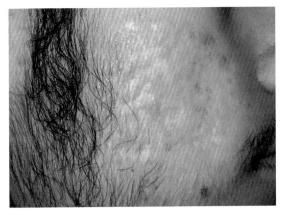

图 2.2 色素减退性斑

色素斑

　　色素斑是由炎症引发的色素沉着，可以持续存在，较常见于深色皮肤的患者和经常挑破致皮损（痤疮擦伤）的患者（图 2.4）。

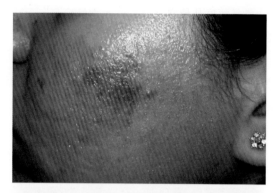

图 2.3　持续性红色斑

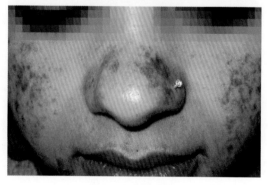

图 2.4　持续性色素斑

凹陷性瘢痕

凹陷性萎缩性瘢痕是痤疮瘢痕中最常见的类型。其可按形状、深度和大小进一步细分。

冰锥状瘢痕

冰锥状瘢痕是最常见的，也是最难治疗的痤疮瘢痕。冰锥状瘢痕深，有狭窄和清晰确定的上皮束，其垂直延伸至深层真皮或皮下组织。当逐渐变细为"V"形时，表面开口宽于较深的部分。冰锥状瘢痕看似皮肤被冰锥（一种锥形逐渐变尖的器具）刺破（图 2.5A～B）。随着时间的推移冰锥状瘢痕往往恶化，皮肤变得松弛，毛孔开放，患者皮肤表现为成熟外表。冰锥状瘢痕常见面颊部、眉间和鼻。

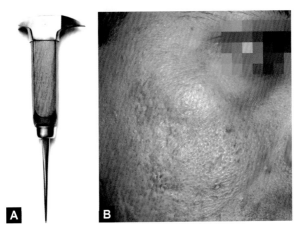

图 2.5A～B （A）冰锥；（B）典型的冰锥状瘢痕

21

棚车状瘢痕

棚车状瘢痕呈圆形、椭圆形，或是轮廓不规则的瘢痕，因为具有垂直边缘，又被称为水痘瘢痕。棚车状瘢痕因为其横切面上似货物车皮的棚车而得名（图 2.6A ～ B）。其表面较冰锥状瘢痕宽，看似冲出，并且在底部不逐渐变

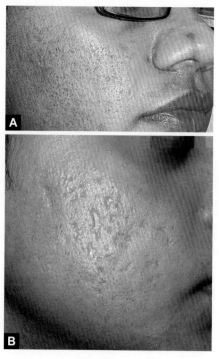

图 2.6A ～ B　棚车状瘢痕：（A）浅；（B）深

细。它们或浅（0.1 ~ 0.5 mm）或深（＞0.5 mm），直径常为 1.5 ~ 4.0 mm。最常见于鬓角和颊部。

滚动状瘢痕

滚动状瘢痕宽且呈波浪状，表面皮肤相对正常（图2.7）。其发生是由于皮肤的表皮和真皮束缚于底层的皮下组织导致的表浅阴影和卷状的或波浪状的外观。此类瘢痕最常见于下颊和下颌部，并且随年龄增长恶化。

线状瘢痕

虽然线状瘢痕常见，但尚没有文献普遍描述。线状瘢痕表现为线性的萎缩线，往往是色素减退性的，其间为相

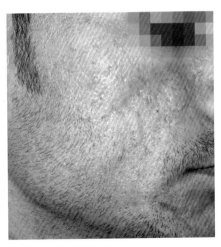

图 2.7　滚动状瘢痕

对正常的皮肤。该类瘢痕可能是窄的线状瘢痕，表现为彼此相连的细线，或宽线状瘢痕，从而呈现为更宽的线性真皮凹陷（图 2.8）。

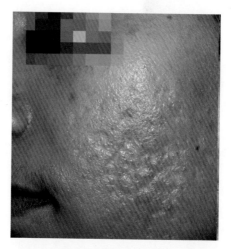

图 2.8　线状瘢痕：宽和窄

脂肪萎缩性瘢痕

这类瘢痕发生于囊肿性痤疮破坏、脂肪消退后，常见于瘦长脸型的男性，使脸部呈现憔悴的外表（图 2.9）。

隆起性瘢痕

痤疮导致的隆起性瘢痕较为少见，可以分为不同类型。

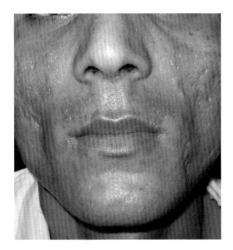

图 2.9 脂肪萎缩性瘢痕：多见于男性，下颊更常见

增生性瘢痕

这类瘢痕是凸起的、呈圆顶形的纤维化瘢痕，肤色或色素沉着性，常见于面部下颌区和背部（图 2.10）。较常见于男性和较深色的皮肤。增生性瘢痕是局限性的，且不超出痤疮皮损表面。

瘢痕疙瘩

瘢痕疙瘩是发生于痤疮皮损的疙瘩，扩展超出原痤疮皮损范围。瘢痕疙瘩有不规则的边界，常有症状，引起瘙痒和疼痛。较常见于男性，多发于背、肩和胸部（图 2.11）。

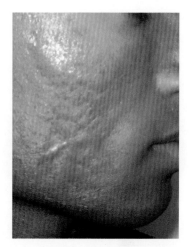

图 2.10　肥大性瘢痕

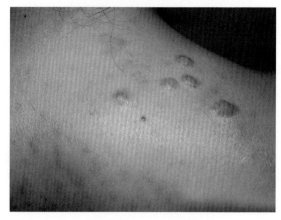

图 2.11　年轻女性背部和肩部的瘢痕疙瘩

丘疹性瘢痕

丘疹性瘢痕是凸起的、色素减退性和丘疹性皮损，最常见于背部、下颌和鼻（图2.12A～B）。其发生是由于毛囊周围的真皮破坏，下部真皮支持缺失，表皮呈现袋状隆起。

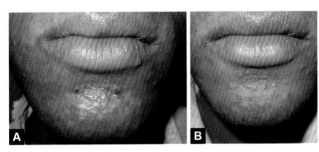

图2.12A～B　不断发展并在下颌形成丘疹性瘢痕

桥状瘢痕和窦道

这些都是通过腺上皮束结合在一起的渠道，上层为正常或萎缩的皮肤（图2.13）。桥状瘢痕和窦道常包含了有臭味的皮脂产物，给患者造成极大的痛苦。

痤疮瘢痕分级

痤疮瘢痕的分级有助于客观地判断瘢痕的严重程度和对治疗的反应。这也是教育和研究交流所需要的。在用的分级方法有几种，但是均不理想。

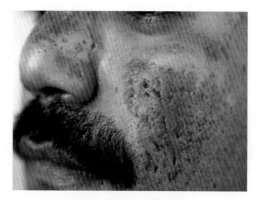

图 2.13 脸颊上的桥状瘢痕

Leeds 痤疮瘢痕系统最早由 Layton[3] 报道。

Leeds 痤疮瘢痕系统

依据此系统，通过简单的各种类型痤疮瘢痕的病变计数来判断痤疮瘢痕的严重程度。在形态学上，萎缩性瘢痕被定义为冰锥状、黄斑萎缩性或毛囊黄斑萎缩性瘢痕；转化为得分范围 1 ~ 6 代表瘢痕的数量。

瘢痕数目（个）	得分
1 ~ 5	1
6 ~ 10	2
11 ~ 25	3
26 ~ 50	4

51 ～ 100   5

>100   6

所描述的冰锥状瘢痕为一类有不规则边缘、锯齿状边缘和锋利边缘，陡峭面形成纤维化的基部的瘢痕。黄斑萎缩性瘢痕是柔软的、可扩大的。毛囊黄斑萎缩性瘢痕为小的白色的毛囊周围丘疹或黄斑。

瘢痕疙瘩和肥大性瘢痕因有较大程度的毁容而另外计分。

瘢痕数目（个）   得分

1 ～ 3   2

4 ～ 7   4

＞ 7   6

瘢痕疙瘩被描述为硬结和扩张超出原发炎症性痤疮病变范围，而肥大性瘢痕被定义为稍隆起的且局限于原发痤疮病变区域。萎缩性和肥大性瘢痕的得分相加取得全部瘢痕得分。全部瘢痕得分可以分别为面部、胸部和背部瘢痕的评估提供一个综合体系。该系统可能的局限性是计算有关瘢痕得分所需的时间。

Goodman 和 Baron 提出了两种尺度：定性尺度和定量尺度。

整体痤疮定性分级 [4]（Goodman 和 Baron）

这一定性分级是根据痤疮形态和通过化妆或正常的发

型掩蔽的容易程度，将痤疮瘢痕分为 4 个等级。

1 级：黄斑性瘢痕。

2 级：轻度萎缩性或肥大性瘢痕，此瘢痕在社交距离 50 cm 及以上时不明显，并且可以通过化妆或发型充分遮蔽。

3 级：中度萎缩性或肥大性瘢痕在社交距离下颇明显，不容易掩盖。

4 级：重度萎缩性或肥大性瘢痕。

受累的程度也可以通过瘢痕的每个严重等级涉及的美容单元的数量判断。它是一个简单的分级方法，对轻度瘢痕特别有用，但因为不全面而不用于严重病例。

定量分级 [5]（Goodman 和 Baron）

这种定量等级法中黄斑性和轻度萎缩性瘢痕的得分较中度和重度萎缩性瘢痕低。

- 黄斑性或轻度萎缩性瘢痕——1 分。

- 中度萎缩性瘢痕——2 分。

- 冲出状或线状侵蚀性严重的瘢痕——3 分。

- 肥大性丘疹性瘢痕——4 分。

这些病变类型的倍增系数基于瘢痕数量，因此，1 ~ 10 个瘢痕，系数为 1；11 ~ 20 个瘢痕，系数是 2；超过 20 个瘢痕，系数是 3。

对于肥大性瘢痕和瘢痕疙瘩，根据病变大小计分。

- 病变 < 5 cm^2——6 分。
- 5 ~ 120 cm^2——12 分。
- > 20 cm^2——18 分。

这个系统的上限值为 84。该系统评估颇费时间，作者认为使用不便。

ECCA 分级（痤疮瘢痕临床评价等级）[6]

ECCA 面部痤疮瘢痕的临床评价也是基于个别类型瘢痕及其数值总和的定量等级，评价等级认为毁容更明显的瘢痕类型获得分更多。特殊类型的瘢痕及相关权重因子如下：

- 萎缩性瘢痕，直径小于 2 mm ——15。
- U 形萎缩性瘢痕，直径 2 ~ 4 mm ——20。
- M 形萎缩性瘢痕，直径大于 4 mm ——25。
- 表面弹性组织裂解 ——30。
- 肥大性瘢痕，病程少于 2 年 ——40。
- 肥大性瘢痕，病程大于 2 年 ——50。

对这些类型瘢痕的数量的半定量评估采用 4 个分值等级，无瘢痕计 0 分，少于 5 个瘢痕计 1 分，5 ~ 20 个瘢痕计 2 分，多于 20 个瘢痕计 3 分。

使用这种定量分级，定性方面区分了瘢痕的类型，然后与定量评分（0 ~ 4）相关联，并与临床严重程度的权

31

重因子（15～50）相乘，导致总得分可能为0～540。尽管它并没有专注于冰锥状瘢痕、滚动状瘢痕或棚车状瘢痕，而专注于萎缩性和肥大性瘢痕的变化，但有良好的研究间的可靠性。潜在的缺点包括局限于面部病变，所需的时间和评分的临床相关性不明确。

另一种已发表的Shamban分级[7]（表2.2）将痤疮的严重程度和瘢痕及色素沉着的严重程度结合起来。

表2.2　Shamban痤疮分级

痤疮	瘢痕	色素沉着
0 无	0 无	0 无
1 轻度	1 轻度	1 轻度
2 中度	2 中度	2 中度
3 重度	3 重度	3 重度

但是，目前仍然缺乏一种真正达成共识的分级方法，这阻碍了痤疮瘢痕诊断和治疗的标准化。

有必要开发客观的方法，如专门的软件，以精确地判断痤疮瘢痕的严重程度。硅模具已被应用，但较复杂。

痤疮瘢痕和生活质量

痤疮瘢痕的严重程度和对生活质量的心理影响之间常

常有差异。这是由于患者对瘢痕的评估和皮肤科医生的评估不同。判断痤疮瘢痕严重程度时应包括具体的生活质量得分。

-------------------- **参·考·文·献** --------------------

[1] Jacob CI, Dover JS, Kaminer MS. Acne scarring: A classification system and review of treatment options. J Am Acad Dermatol. 2001; 45: 109-17.

[2] Goodman GJ. Postacne scarring: A review of its pathophysiology and treatment. Dermatol Surg. 2000; 26: 857-71.

[3] Layton AM, Henderson CA, Cunliffe WJ. A clinical evaluation of acne scarring and its incidence. Clin Exper Dermatol. 1994; 19: 303-8.

[4] Goodman GJ, Baron JA. Postacne scarring: a qualitative global scarring grading system. Dermatol Surg. 2006; 32: 1458-66.

[5] Goodman GJ, Baron JA. "Postacne scarring—a quantitative global scarring grading system," Journal of Cosmetic Dermatology. 2006; 5: 48-52.

[6] Dreno B, Khammari A, Orain N, et al. ECCA grading scale: an original validated acne scar grading scale for clinical practice in dermatology. Dermatology. 2007; 21: 46-51.

[7] Shamban AT, Narurkar VA. Multimedial treatment of acne, acne scars and pigmentation. Dermatol Chin. 2009; 23: 459-71.

第三章 痤疮瘢痕预防

概 要

- 预防痤疮瘢痕很重要。
- 一旦发生痤疮越早期治疗越好。
- 按照痤疮的严重程度选择正确的治疗方案。
- 降低炎症反应最为重要。
- 重度痤疮病例，尤其是囊肿性痤疮，决不能不加治疗。
- 异维甲酸开始使用时可能加重痤疮。严重时可能会引发严重的瘢痕。
- 当病情需要时，适当地应用类固醇激素治疗。
- 反复地耐心地辅导患者避免挑、搓、挤很重要。
- 讨论改善依从性和减少不良反应的方法。

引言

痤疮是暂时性的，可不幸的是，痤疮瘢痕是永久性的。由于痤疮的严重性和治疗的延误，痤疮瘢痕发生早。早期、适当和充分的痤疮治疗对于减少瘢痕非常重要。

痤疮瘢痕预防原则（表 3.1）[1]

痤疮一旦发生，治疗越早越好

避免痤疮瘢痕较有效方法是预防痤疮发展成为更严重的类型。一旦痤疮粉刺或丘疹期开始，应立即开始治疗。应劝告青少年家长早期开始治疗，而不是到皮损变得严重时。大多数家长错误认为，痤疮是成长阶段的一部分，当孩子长大后痤疮会自行消失。很多青少年开始在药店买药治疗，或通过朋友、药剂师推荐的药物和在网上看到的方法治疗。他们往往使用局部类固醇激素以取得立即缓解红斑的效果，结果进一步加重痤疮。类固醇激素引起的痤疮是一种很常见的、不幸的皮肤病，尤其在使用类固醇激素不需要处方的国家（图 3.1）。一个大样本前瞻性多中心研究报道，2 926 例患者中 433 例面部皮肤病由不

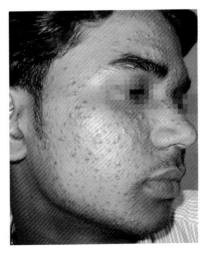

图 3.1 类固醇激素诱发的痤疮

适当应用局部类固醇激素所致[2]。不幸的是这些患者中的104 例（24%）是使用类固醇激素治疗痤疮。痤疮也是最常见的不良反应。因此这是一个恶性循环，可导致更具破坏性的瘢痕性痤疮。

表 3.1　痤疮瘢痕的预防原则

•一旦发生尽快治疗痤疮
•避免炎症
•及早治疗炎症性皮损
•积极治疗重度的痤疮
•细心治疗容易发生色素沉着的患者
•劝患者不要挤或挑痤疮皮损

避免炎症，及早治疗

炎症性痤疮病变比非炎症性皮损更容易引起瘢痕。因此，对炎症性皮损应特别小心，应避免任何刺激皮肤的事件，如用力清洗、面部美容、使用刺激性护肤产品，因为它们可加重炎症。

严重痤疮应积极治疗

重度痤疮患者，如伴有结节和囊肿的痤疮患者，总是留下瘢痕。深的结节或囊肿常常会有深的、永久性的萎缩性瘢痕，因为感染破坏了皮肤组织。迅速、有效的治疗有助于降低形成深的瘢痕概率。

细心治疗容易发生色素沉着和瘢痕的患者

容易发生炎症后色素沉着、肥大性瘢痕和瘢痕疙瘩的患者应细心治疗，特别是手术治疗时。良好的病史问询、病变部位的检查将会为瘢痕形成能力差的患者提供线索。较深皮肤患者特别容易发生这些并发症，应避免没有合理准备措施的侵袭性手术。

患者咨询非常重要

应向患者，尤其是青少年患者强调不要挤、碰和挑皮疹。这是一个非常普遍的习惯，患者经常在镜子前挑皮疹以加快消退，尤其在参加重要社会活动前。挤压可促使炎症深入毛囊和真皮，扩散感染，导致瘢痕形成。痤疮患者挑挖导致的痤疮瘢痕是挑破病变的极端例子，可导致永久性色素性瘢痕，尤其是皮肤较暗的患者。保持无瘢痕往往归因于患者的习惯。应注意避免捏或挤压痤疮、定期治疗和保持卫生。可以对患者进行劝说，白头或黑头粉刺只会打扰你几天，但是痤疮瘢痕却会困扰你的一生（图 3.2A ～ B）。

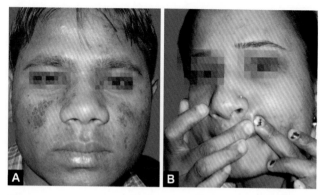

图 3.2A ～ B （A）挤压性痤疮的典型青少年患者；（B）习惯挤压的青少年患者

痤疮合理治疗 [3, 4]

药物治疗

对轻型粉刺性痤疮（1级），开始时使用粉刺溶解剂如局部维甲酸或过氧化苯甲酰。为避免刺激性反应或皮炎，应该清楚地说明维甲酸的正确使用方法（表 3.2），例如，对干燥和敏感性皮肤的患者，使用 0.1% 阿达帕林，隔日使用，首次使用仅 15 分钟。因为阿达帕林没有霜剂，有些患者不能耐受凝胶剂。这些患者可以用 0.025% 维甲酸霜剂，最初 15 ～ 30 分钟，隔日使用 1 周。如果耐受性改善，用药时间逐渐增加 1 小时直至可以整夜应用。然后可以改为每天使用。如果患者出现热点或者接受任何手术，应严格指示停止应用，并严格遵守医嘱。

表3.2 避免类视黄醇皮炎的建议

- 以最低的浓度开始

- 干燥和敏感性皮肤患者使用霜剂

- 油性皮肤患者使用凝胶剂

- 在极端气候的地方，夏天和季风季节比较好的选择是凝胶剂，冬季选择霜剂

- 开始使用一小段时间，逐渐增加至 1 小时或每隔 1 天使用

- 在 1 周内逐渐增加使用的持续时间

- 如果有过度干燥、皮肤鳞屑或发红，给予患者严格说明暂停使用

- 避免白天使用

- 在表面重塑手术后，如化学剥脱和激光表面重塑术后，应避免局部使用维甲酸

对于中度痤疮（2 级），使用局部抗炎剂或外用抗生素，如克林霉素，同时白天用防晒凝胶剂。在夜晚应该与外用维甲酸或过氧化苯甲酰结合使用。

对脓疱和炎症性痤疮（3 级），结合使用局部和全身性疗法与系统性抗生素。应尽量避免使用外用类固醇激素，因为患者容易无限制地使用而使痤疮恶化，出现皮肤变薄、毛细血管扩张和多毛症。应该使用外用和全身抗炎药物，而不要用外用类固醇激素。

水杨酸、烟酰胺、扁桃酸、过氧化苯甲酰、阿达帕林、壬二酸、克林霉素和氨苯砜都具有抗炎作用，是比较安全的替代药。水杨酸为最佳，因为它有很强的抗炎作用，并且是亲脂性的，容易穿透皮脂腺毛囊，安全，适用于所有类型的皮肤。20% 水杨酸作为剥脱剂使用，每周 1 次，或每 2 周 1 次，对于活动性炎症性皮损和粉刺很有效（图 3.3A ～ B）。

对严重的脓包、炎症或结节囊肿性痤疮（4 级），应该使用维甲酸。因为这类痤疮会留下严重瘢痕，毁容且难以治疗，应积极治疗。已证明类视黄酸通过抑制白细胞在皮肤中的迁移而减少炎症[5]，异维甲酸也减少痤疮患者皮脂

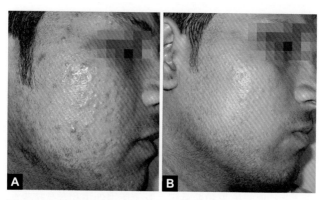

图 3.3A ～ B 粉刺排空改善痤疮后立即使用 **20%** 水杨酸，**2** 周 1 次，4 次治疗后痤疮改善

中的 MMP-9 和 MMP-13 的表达[6]。所以，这些药物通过促使 MMPs 平衡组织抑制因子水平正常，在减少瘢痕形成方面可能是有作用的[7]。

异维甲酸治疗痤疮的突然发作

异维甲酸起初可能会加重痤疮，引起突然发作。通常是轻度的、常见的，严重发作少见，报道发作比例低于6%[8]。严重发作可引起严重炎症、结痂，甚至溃破导致广泛的瘢痕。预测使用异维甲酸严重发作的因素，包括存在多发的大的粉刺、躯干结节、男性和年轻患者[9]。比较安全的是，在开始使用异维甲酸前，应用全身抗生素，如强力霉素或阿奇霉素 2 ~ 3 周。如果发作严重，应停用异维甲酸，或减少剂量至 0.1 mg/kg，并且应该应用全身性泼尼松龙 0.5 ~ 1.0 mg/kg，2 ~ 4 周。泼尼松龙应逐渐减量，异维甲酸逐渐增加剂量。

激素治疗

激素性痤疮深受雄性激素影响，尤其睾丸激素。当有明显月经前发作的痤疮或合并月经不规则、肥胖、多毛、女性型脱发、甲状腺功能低下或不育，需怀疑有激素影响。主要见于患多囊卵巢综合征的成年女性（图 3.4）和青少年。对激素的失调应该进行适当的检测，按照检测结果制定激素疗法[10]。激素疗法应该依据痤疮的严重程度和对治疗的反应，持续进行至少 6 ～ 12 个月或更长时间。结合使用螺内酯与口服避孕药，如决雌醇和醋酸环丙孕酮或屈螺酮，产生良好效果。

外科治疗

在活动性痤疮，外科治疗是一种有用的辅助手段，以加快反应[1]。它导致皮损较快分解，减少炎症，因此有可

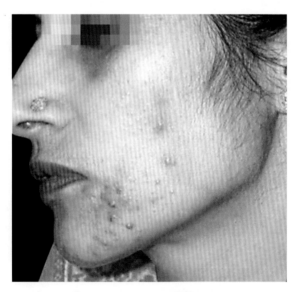

图 3.4　成年患者面下部炎症性痤疮

能减少瘢痕[11]。

对以粉刺为主的痤疮（1级），排出粉刺，结合或不结合浅表性化学剥脱，都可预防炎症，从而减少瘢痕的发生率（图 3.5A ～ C）。20% ～ 30% 水杨酸和 40% ～ 50% 扁

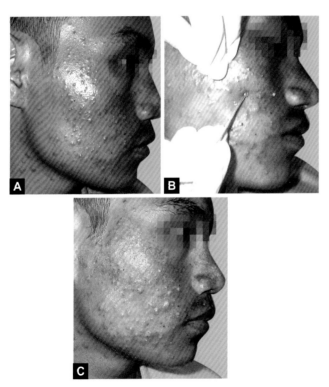

图 3.5A ～ C 排空粉刺后立即用 20% 水杨酸剥脱

桃酸用作单剂或合并使用是特别有益的。油性皮肤应选用溶于酒精的酸，而在正常、干燥或敏感性皮肤采用凝胶型。

在以炎症性丘疹为主的皮损（2级和3级），化学剥脱、冷冻疗法、激光或光疗法和光动力疗法，与系统性抗生素结合一起使用，可能是有益的。对耐药患者和需要快速反应的患者，这些措施特别有用。

对以结节囊肿为主的病变（4级），切口或囊肿引流结合石炭酸处理，囊肿病变内类固醇激素注射和冷冻疗法有助于病变较快吸收，减少瘢痕的严重性（图3.6）。

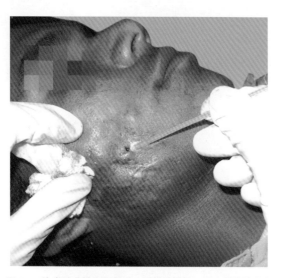

图3.6　从囊肿孔排出粉刺后，用苯酚烧蚀，治疗囊肿性痤疮

参·考·文·献

[1] Khunger N. Acne. In Practical Manual of Cosmetic Dermatology and Surgery. Khunger N, Sachdev M (Eds): 1st edn. Mehta Publishers India. pp. 22-42.

[2] Saraswat A, Lahiri K, Chatterjee M, et al. Topical corticosteroid abuse on the face: a prospective, multicenter study of dermatology outpatients. Indian J Dermatol Venereol Leprol. 2011; 77: 160-6.

[3] Nast A, Dréno B, Bettoli V, Degitz K, Erdmann R, Finlay AY, et al. European Dermatology Forum. J Eur Acad Dermatol Venereol. 2012; 26 (Suppl 1): 1-29.

[4] Kubba R, Bajaj AK, Thappa DM, Sharma R, Vedamurthy M, Dhar S, et al. Acne in India: guidelines for management—IAA consensus document. Indian J Dermatol Venereol Leprol. 2009; 75: 1-2.

[5] Zouboulis CC. Isotretinoin revisited: pluripotent effects on human sebaceous gland cells. J Invest Dermatol. 2006; 126: 2154-6.

[6] Papakonstantinou E, Aletras AJ, Glass E, et al. Matrix metalloproteinases of epithelial origin in facial sebum of patients with acne and their regulation by isotretinoin. J Invest Dermatol. 2005; 125: 673-84.

[7] Thiboutot D, Gollnick H, Bettoli V, et al. New insights into the management of acne: an update from the Global Alliance to Improve Outcomes in Acne group. J Am Acad Dermatol. 2009; 60 (5 suppl): S1-S50.

[8] Clark SM, Cunliffe WJ. Acne flare and isotretinoin-incidence and treatment (abstract) . Br J Dermatol. 1995; 133: 26.

[9] Demircay Z, Kus S, Sur H. Predictive factors for acne flare during isotretinoin treatment. Eur J Dermatol. 2008; 18 (4): 452-6.

[10] Ebede TL, Arch EL, Berson D. Hormonal treatment of acne in women. J Clin Aesthet Dermatol. 2009; 2: 16-22.

[11] Khunger N. Standard guidelines of care for acne surgery. Ind J Dermatol, Venereol and Leprol. 2008; 74: S28-36.

Aditi Jha, Niti Khunger

第四章 | **局部治疗**

概 要

- 防晒剂应是非致粉刺性、以凝胶为基底的。
- 外用霜剂含维甲酸和 α - 羟基酸，尤其乙醇酸和扁桃酸是很有用的。
- 有机硅凝胶对肥大性瘢痕可能有效。没有研究报道这些硅凝胶在痤疮瘢痕中的应用。
- 冷冻疗法是有帮助的，但是应谨慎使用，以防止色素性并发症。
- 电离子透入疗法还没有被广泛采用，值得进一步研究。

引言

痤疮瘢痕可引起严重的心理困扰。虽然瘢痕治疗主要采用外科方法，但是局部治疗对轻度瘢痕可以发挥作用。与外科方法结合，在进行持续治疗方面，局部治疗作为一种辅助疗法可以增强疗效。

局部用药

防晒剂

在任何痤疮瘢痕治疗的手术后，建议应用广谱防晒剂以预防炎症后色素沉着。在痤疮瘢痕进行化学剥脱疗法前，应用广谱防晒剂也应该作为预先引发方案之一[1]。防晒剂应该是非致粉刺性的，最好以凝胶作基底。

维甲酸

在瘢痕疙瘩和肥大性瘢痕治疗中，外用维甲酸有效。每天使用局部视黄酸治疗顽固性肥大性瘢痕，使瘢痕软化、瘙痒减少和瘢痕尺寸减小。也有研究证明，外用维甲酸在治疗细的痤疮瘢痕方面有作用[2]。

α- 羟基酸

乙醇酸是一种 α- 羟基酸，溶于酒精，取自水果、牛奶、甘蔗，可使角质层变薄、促进表皮松解、分散基底层黑色素、增加真皮透明质酸以及通过 IL-6 增加胶原基因的表达[3]。含 6% 和 12% 的乙醇酸和结合曲酸、对苯二酚的局部制剂成品已在市场上供应。单独局部外用对于治疗色素肥大性瘢痕是有益处的。它们可以被用在化学剥脱疗法的间期，或者结合任何表面修复方法以减少炎症后色素沉着发生率。也可以作为手术之间和手术后的维持疗法。扁桃酸是另一种 α- 羟基酸，市场上作为局部制剂供应。对活动性痤疮患者是有益处的。作为一种辅助治疗，耐受性好，患者配合性极佳。禁忌证包括接触性炎症、妊娠和乙醇酸过敏。不良反应不是很明显，如短暂性色素增深或刺激性症状 [4]。

丙酮酸是一种 α- 酮酸，具有强抗微生物作用，促进胶原合成和弹力纤维形成。有学者建议使用 40% ～ 70% 的丙酮酸治疗中度痤疮瘢痕，但是对活动性丘疹性脓疱痤疮和玫瑰痤疮效果更好。不良反应包括治疗期间的脱屑、结痂、强烈刺痛和灼热感。丙酮酸使上呼吸道黏膜有刺痛感，并有刺激性气味，故在使用时应充分通风 [5, 6]。

硅凝胶和洋葱提取物

硅凝胶是一种局部制剂，用于肥大性瘢痕，尽管效果较差，也可用于瘢痕疙瘩。对于硅凝胶本身有多种支持机制，结果更可能归因于闭塞或水合。压力也是一种支持机制，还有其他原理，包括温度、氧气压力增加、静电特性或免疫效应。至于其疗效，报道的观点尚有争论。一项研究发现硅凝胶改善瘙痒、疼痛和皮肤柔软性，但皮肤色素沉着或瘢痕隆起无改善 [7]。一篇关于有机硅弹性体片材的作用、功效和安全性的综述表明，虽然其作用机制没有被完全阐明，但似乎是一种治疗和预防肥大性瘢痕和瘢痕疙瘩的有效措施，严重不良反应风险很低[8]。副作用少见，包括瘙痒、接触性皮炎、浸软、皮肤破裂、皮肤干燥以及气味。

洋葱或洋葱提取物是市场推销的治疗瘢痕产品中的一种成分。有抗炎作用和胶原抑制特性，也能改善胶原组织[9-11]。乳剂成霜一般由 10% 的洋葱提取物、每 1 g 含50 U 肝素钠的凝胶和 10% 的尿囊素（康瑞）组合而成。与局部外用糖皮质激素治疗比较，洋葱提取物乳剂成霜的主要效果是改善肤色，减轻红斑、瘙痒以及肥大性痤疮的质地，且副作用较少[9]。一项研究显示，与未治疗组相比较，康瑞洋葱提取物治疗组的瘢痕明显改善，如瘢痕宽度增加的减少[10]。

冷冻疗法

冷冻疗法通过使用一种被称为冷冻剂的制冷剂使组织受到有控制的破坏，导致细胞死亡。液氮是应用最广泛的冷冻剂。其他冷冻剂有固体 CO_2 和 NO。冷冻剥脱被推荐用于痤疮和表浅性痤疮瘢痕。使用该方法时，用丙酮清洁面部，冷冻滚筒浸液氮后，在面部迅速滚 2 ~ 4 秒。从额部开始，一段时间内覆盖一个美容单元区域。或者将纱布浸湿后，在皮肤上轻轻地滚动。瘢痕的基底部也可以用在液氮中浸渍的棉签轻轻按压。如没有液氮，也可使用丙酮混合粉碎的固体二氧化碳。皮肤红斑和轻度水肿可能会持续 24 小时。手术操作后可以用温和的外用类固醇激素。该治疗应每 2 ~ 3 周重复 1 次，直至反应满意。操作时必须轻柔，因为可能发生皮肤色素沉着或减退。

电离子透入疗法

角质层是药物经皮给药的主要障碍。电离子透入疗法是一种非侵入性的、通过应用一个含有类似电荷的活性剂及相应的赋形剂载体的离子室形成的弱电流增强经皮递送药物的方法。维甲酸离子导入法已被用作肥大性痤疮瘢痕的一种非侵入性治疗[12, 13]。有研究表明每周 2 次用 0.025%维甲酸凝胶 20 分钟，持续 2 个月，临床缓解表现为 94%的患者的瘢痕深度减小。维甲酸诱发的胶原生成可以解释患者的临床效果。此治疗技术的副作用很小，表现为红斑、刺痛和痤疮病变发作。

应用雌三醇电离子透入疗法是萎缩性痤疮瘢痕的一种安全的、非侵入性的方法。Schimdt 等[14] 对 18 例女性进行了雌三醇电离子透入疗法治疗，每周 2 次，持续 3 个月。每月拍照，临床随访皮肤情况，静脉采血检测血清催乳素和雌二醇水平。雌三醇电离子透入疗法治疗后，100%的患者的痤疮瘢痕改善。用雌三醇治疗未见副作用或激素变化。

小结

局部疗法在痤疮瘢痕的处理中具有至关重要的作用。它在轻度瘢痕的起始治疗中作为预先引发剂是有用的，降低并发症的发生率，是外科手术之间的维持疗法。

-------------------- 参·考·文·献 --------------------

[1] Khunger N, IADVL Task Force. Standard guidelines of care for chemical peels. Indian J Dermatol Venereol Leprol. 2008; 74 (Suppl): S5-12.

[2] Harris DW, Buckley CC, Ostlere LS, et al. Topical retinoic acid in the treatment of fine acne scarring. Br J Dermatol. 1991; 125: 8-12.

[3] Bernstein EF, Lee L, Brown DB, et al. Glycolic acid treatment increases type Ⅰ collagen mRNA and hyaluronic acid content of human skin. Dermatol Surg. 2001; 27: 429-33.

[4] Jawaheri SM, Handa S, Kaur I, et al. Safety and efficacy of glycolic acid facial peel in Indian women with melasma. Int J Dermatol. 2008; 40: 354-7.

[5] Griffin TD, Vanscott EJ, Maddin S. The use of pyruvic acid as a chemical peeling agent. J Dermatol Surg Oncol. 1989; 15: 1316.

[6] Berardesca E, Cameli N, Primavera G, et al. Clinical and instrumental evalua. tion of skin improvement after treatment with a new 50 percent pyruvic acid peel. Dermatol Surg. 2006; 32: 526-31.

[7] Phillips TJ, Gerstein AD, Lordan V. A randomized controlled trial of hydrocolloid dressing in the treatment of hypertrophic scars and keloids. Dermatol Surg. 1996; 22: 775-8.

[8] Signorini M, Clementoni M. Clinical evaluation of a new self-drying silicone gel in the treatment of scars: a preliminary report. Aesthetic Plast Surg. 2007; 31: 183-7.

[9] Draelos Z. The ability of onion extract gel to improve the cosmetic appearance of postsurgical scars. J Cosmet Dermatol. 2008; 7: 101-4.

[10] Willital GH, Heine H. Efficacy of contractubex gel in the treatment of fresh scars after thoracic surgery in children and adolescents. Int J Clin Pharmacol Res. 1994; 14: 193-202.

[11] Chung V, Kelley L, Marra D, et al. Onion extract gel versus petrolatum emollient on new surgical scars: prospective double blinded study. Dermatol Surg. 2006; 32: 193-8.

[12] Schmidt JB, Donath P, Hannes J, Perl S, Neumayer R, Reiner A. Tretinoin-iontophoresis in atrophic acne scars. Int J Dermatol. 1999; 38: 149-53.

[13] Knor T. Flattening of atrophic acne scars by using tretinoin by iontophoresis. Acta Dermatovenerol Croat. 2004; 12: 84-91.

[14] Schmidt JB, Binder M, Macheiner W, et al. New treatment of atrophic acne scars by iontophoresis with estriol and tretinoin. Int J Dermatol. 1999; 34: 53-57.

第五章 化学剥脱术

概 要

- 化学剥脱对红斑性痤疮瘢痕、色素性痤疮瘢痕、痤疮患者挑挖导致的痤疮瘢痕和萎缩性轻度表浅性瘢痕是有用的。
- 当与其他手术方法如皮下分离、微针术和皮肤瘢痕化学重建（CROSS）技术结合使用时产生协同作用。
- 当患者有活动性痤疮、皮肤光损伤和炎症后色素沉着时，化学剥脱有辅助治疗作用。
- 水杨酸、扁桃酸、乙醇酸、Jessner 溶液和三氯乙酸是最常用的，单独或合并用于剥脱。

引言

传统上，中度和深度化学剥脱用于痤疮瘢痕的治疗。三氯乙酸（TCA）和苯酚是常用的剥脱剂[1]。但是，中度和深度化学剥脱产生并发症风险大，尤其在深色皮肤，在很大程度上已被分数激光取代。在治疗持续性黄斑色素性

53

和红斑性病变以及表浅性痤疮瘢痕，尤其是在深色皮肤，重复性表浅化学剥脱仍有积极作用。化学剥脱的优点是，浅度化学剥脱可用于轻度痤疮瘢痕，并且有助于改善色素性肤色异常、皮肤光老化和纹理。

原理

浅度化学剥脱烧蚀表皮。随后表皮再生和真皮内胶原形成。由于表皮剥脱作用和加速的表皮更替，对黄斑性瘢痕有效。因为效果轻微，需要重复治疗以取得期望的疗效。它们主要用于黄斑性瘢痕和轻度萎缩性瘢痕（表浅棚车状瘢痕）。中度化学剥脱扩展至乳头真皮。炎症反应对纤维母细胞有刺激作用，导致新的胶原形成。这解释了它们对萎缩性瘢痕的效果。

适应证

- 黄斑红斑性痤疮瘢痕。
- 色素性痤疮瘢痕。
- 痤疮患者挑挖导致的痤疮瘢痕。
- 萎缩性轻度表浅性瘢痕。

如果化学剥脱与皮下分离结合，对萎缩性瘢痕有较好的疗效。先做皮下分离，然后进行化学剥脱。化学剥脱的优点是能用于活动性痤疮患者。其也能导致皮肤质地和色素的改善（图5.1、图5.2）。

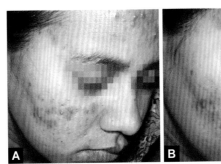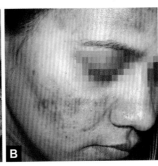

图5.1A～B 活动性痤疮和黄斑性痤疮瘢痕改善：（A）采用组合剥脱疗法；（B）含有乙酸、水杨酸、茉莉酸、柠檬酸和乳酸的剥脱剂作为单一疗法，每周1次，持续3次后（Black peel® Theraderm, Korea）

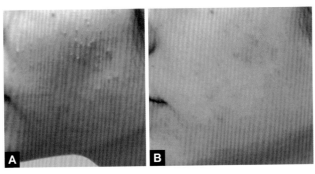

图5.2A～B 50%扁桃酸每周1次，6次化学剥脱后活动性痤疮改善，色素沉着和皮肤质地改善

禁忌证

· 活动性单纯疱疹：比较安全的是用抗病毒药治疗单纯疱疹，在手术前 2 天开始预防性抗病毒治疗的保护下做化学剥脱，并在剥脱换肤后继续 1 周（图 5.3）。

· 在化学剥脱部位病毒性疣或传染性软疣。应该首先治疗这些疾病。

· 化学剥脱部位的开放性伤口：其可以导致化学剥脱剂在皮肤渗透增加，产生瘢痕。

· 光敏感性药物应用史：光敏感性药物，尤其是应用多西环素和米诺环素的患者，应该谨慎进行化学剥脱，因为它们可以导致更大的和持续性的红斑，随之产生炎症后

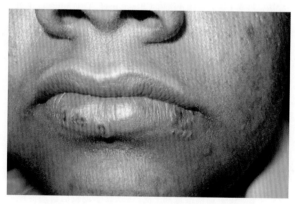

图 5.3　活动性单纯疱疹伴痤疮瘢痕，应推迟剥脱

色素沉着。

· 肥大性瘢痕和瘢痕疙瘩病史：应该避免中度和深度化学剥脱，可以进行浅度化学剥脱。

· 在 6 个月内应用异维甲酸：仅对深度化学剥脱的患者是禁忌证。可以安全地进行浅度化学剥脱。

· 不合作的患者：患者不按处方要求的频率应用防晒剂和药物，或者对日光曝露粗心大意，这些患者进行化学剥脱应谨慎。这些患者有较大的发生色素性并发症的概率，使临床病情恶化。

· 有不切实际期待的患者：浅度化学剥脱只是对黄斑性和轻度表浅性萎缩性瘢痕有用。它们对于深的冰锥状瘢痕和栅车状瘢痕或广泛萎缩性瘢痕的患者没用。

这些都是相对禁忌证，这意味着如果患者采取全部预防措施和提醒高度并发症危险性的情况下，化学剥脱还是可以进行的。为患者充分说明应该执行的所有注意事项。

挑选剥脱换肤剂

应用在痤疮瘢痕的化学剥脱剂有以下几种：

· 20% ～ 30% 水杨酸。

· 40% ～ 50% 扁桃酸。

· 90% 乳酸。

· 35% ～ 70% 乙醇酸。

- Jessner 溶液：14% 水杨酸，14% 乳酸，14% 柠檬酸。
- 15% ～ 35% 三氯乙酸。
- 40% ～ 60% 丙酮酸。
- 组合化学剥脱剂。

水杨酸和扁桃酸是黄斑性和表浅性痤疮瘢痕的首选化学剥脱剂 [2]。这两种化学剥脱剂的优点是，它们也可以用于有活动性痤疮病变的病例。它们对于色素沉着性瘢痕有用，对于较暗皮肤安全。一种水杨酸和扁桃酸的组合剥脱剂（SMP）广泛用于活动性痤疮和表浅性痤疮瘢痕。一项比较 70% 乙醇酸与水杨酸扁桃酸组合剥脱剂（SMP）的研究报道，对冰锥状瘢痕，水杨酸扁桃酸组合剥脱剂（SMP）有 13.2% 的改善率，乙醇酸为 10.4% 相比之下，SMP 具有更好的效果。棚车状瘢痕的改善率约为 20%，然而对滚动状瘢痕没有改善 [3]。两种化学剥脱疗法之间的差异无统计学意义，水杨酸扁桃酸剥脱剂的副作用较少，并且在治疗痤疮和色素沉着方面较好。

在妊娠期间乳酸是安全的，低浓度的乳酸对敏感性皮肤比较安全。在一项 7 例 Fitzpatrick Ⅳ ～ Ⅴ 型，应用 92% 全强度乳酸的患者的研究中，1 例（14.8%）明显改善（>75% 病变消退），3 例（42.84%）良好改善（51% ～ 75% 消退），2 例（28%）中度改善（26% ～ 50% 消退），1 例（14.28%）轻度改善（1% ～ 25% 消退）[4]。

　　乙醇酸、三氯乙酸和丙酮酸是有侵袭性的化学剥脱剂，可到达真皮深层。一项乙醇酸浓度从 20% ～ 70% 的化学剥脱与 15% 外用乙醇酸霜的比较研究发现，与家用霜剂相比，乙醇酸化学剥脱显示统计学上较显著的效果[5]。至少需要 6 次剥脱以取得显著的疗效。

　　连续化学剥脱增加剥脱的深度，被报道在深色皮肤中是安全的。有研究使用 Jessner 溶液，随后 35% TCA 顺序剥脱[6]。Jessner 溶液首先涂 2 ～ 3 层，直至发生白霜[6]。随后，用 35% TCA 涂相同区域连续 3 层，每层时间间隔 2 分钟，直至发生完全结霜，3 ～ 4 分钟[6]。这种均匀的结霜提示上部网状真皮较深的剥脱。从第 2 次化学剥脱开始，采用 50% 三氯乙酸治疗较深瘢痕的边缘，接着用标准的 35% 三氯乙酸治疗区域的剩余部分。显著改善仅 1 例（6.6%)，中度改善 6 例（50%)，轻度改善 3 例（25%)，轻微改善 1 例（8.3%)，无反应 1 例。因此，化学剥脱对较深层次痤疮瘢痕不是很有效果，并且有较大的色素性异常风险。一种改良的苯酚化学剥脱，Exodern® 也被应用在亚洲痤疮瘢痕患者[7]。虽然，11 例患者中 7 例（64%）得以改善，但 74% 的病例发现炎症后色素沉着，1 例发生持续性色素减退。因此，除了心律失常的发生风险外，在较深色皮肤类型最好避免采用苯酚化学剥脱。虽然新的组合剥脱疗法需要更多的治疗次数，且仅有轻度的疗效，但具有作用模式多样、较安全的特点。

局限性

表浅化学剥脱不用于超出真皮乳头层的深度瘢痕，如冰锥状瘢痕和深的棚车状瘢痕。中度和深度化学剥脱以前被广泛用于深痤疮瘢痕，现在较深色皮肤中最好避免。微针术和分数激光是较好的选择。

采用65% ~ 100%三氯乙酸皮肤瘢痕化学重建（CROSS）技术是用于冰锥状瘢痕的一种改良性化学剥脱换肤技术。这是一种局部深的剥脱，对所有类型的皮肤有效。详细见第六章。

注意事项

在手术前至少2 ~ 4周，患者应使用皮肤亮白剂（如2% ~ 4%氢醌、0.025%维甲酸或阿达帕林）引发。应严格避免含有类固醇激素的三联组合霜剂，因为其可能导致痤疮加重。因为使用侵入性治疗剥脱剂可能会加重痤疮和过度炎症性色素沉着，应该谨慎选择。应避免日光照射，并定期使用防晒霜。优先选用基底为凝胶的非致粉刺性或水性防晒剂。

术前准备

预先引发是非常重要的，至少在化学剥脱前 2 周进行。用防晒剂和含对苯二酚、壬二酸、曲酸、维甲酸或阿达帕林的皮肤亮白剂进行光防护。单纯疱疹病史的患者手术前 2 天应用抗病毒药。

手术操作

- 要确保已充分咨询患者，并通过手术前预先引发。
- 取得患者的知情同意书和充足的照片。
- 剥脱手术前摘掉隐形眼镜。
- 要求患者用肥皂和水洗脸，清洗掉所有化妆品、污垢和粉尘。
- 用发带和帽子将头发拉到后面。
- 患者坐位或 45°斜躺。
- 首先要确定皮肤没有磨损或炎症。
- 用 2 英寸 ×2 英寸（1 英寸 =2.54 cm）的纱布片，用酒精清洁皮肤，然后用丙酮或化学剥脱前清洁剂去除油脂。
- 细致检查标签，将所需要的化学剥脱剂倒入玻璃烧杯中，准备好中和剂待用。

• 用棉签或纱布迅速地在整个面部沿着美容单元用药。药液不应下滴。从额部开始，由下往上用药，然后是右颊部、鼻、左颊部和下颌。如果需要，口周、上眼睑和下眼睑最后治疗。在边缘应用羽化操作融入周围皮肤，防止分界线。不要离开治疗室，密切观察增强的红斑、热点和表皮松解。按照剥脱剂需要，中和剥脱。皮肤用纱布轻轻干燥，患者用冷水冲洗至灼热感消失。患者在离开诊室前应用防晒剂。

术后护理

化学剥脱后患者感觉皮肤绷紧或出现明显脱屑，尤其是在第1次剥脱后（图5.4）。患者应该做好面对这个的准备。应用水性基底的防晒剂。如果患者感觉不适，术后需要应用非致粉刺性的保湿剂。较老皮肤和很多萎缩性瘢痕的患者，愈合可能延迟。可以使用温和的肥皂或非肥皂性清洁剂。如果有结痂，因为老年患者更容易产生感染，应该使用外用抗生素软膏以防感染。应该向患者强调避免剥皮或刮伤皮肤。化学剥脱后，重新开始使用色素减退剂。表浅性化学剥脱可以每2周重复1次。如果患者进行中度剥脱，每6～9个月后可重复，而在1年之内不应该重复进行深度化学剥脱。

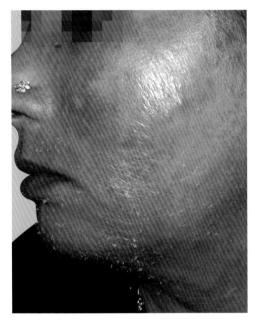

图 5.4　30％ 水杨酸化学剥脱后的红斑、轻度脱屑和脱皮

组合治疗

化学剥脱的优点是，可以与其他治疗，如皮下分离、微针术、激光相结合产生协同效果。皮下分离和微针术处理真皮的萎缩，而化学剥脱改善皮肤的质地。我采用两种方法每 2 周交替。当联合化学剥脱与皮下分离时，先做皮下分离，然后进行化学剥脱。这可以在一次治疗中完成。

微针术在一次治疗中不应与化学剥脱联合。这两种方法可以每 2 周交替进行（图 5.5A ~ C）。

并发症

在化学剥脱过程中避免并发症的最好方法，尤其在有

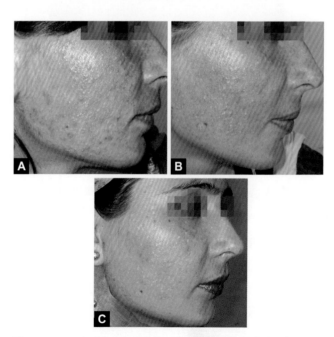

图 5.5A ~ C 皮下分离与水杨酸 - 扁桃酸剥脱组合治疗后，痤疮、皮肤质地和表浅瘢痕改善

痤疮的患者，是采用组合剥脱。一个进行过良好预先引发准备的皮肤，痊愈比较快且并发症较少。严格防护日晒和良好的化学剥脱后护理是非常重要的。在剥脱后可能经历严重烧灼感，尤其是活动性病变。这可以通过频繁应用冰冷盐水和防晒剂而减轻。表浅剥脱的并发症不常见。炎症后色素沉着最常见，尤其是没有经过皮肤美白剂预先引发准备处理的患者（图5.6）。皮肤刺激、感染、痤疮加剧、单纯疱疹发作和色素异常是中度化学剥脱可能发生的并发症。过度结痂、

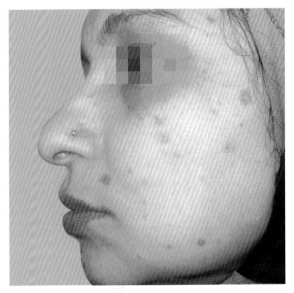

图5.6 痤疮瘢痕使用15％TCA点状剥脱引起炎症后色素沉着

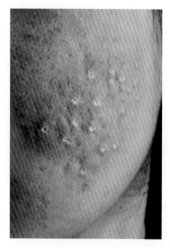

图 5.7　CROSS 技术后的过度红斑

脱屑、炎症和红斑可能发生于所有的化学剥脱患者（图 5.7）。这些应该加以积极治疗以防炎症后色素沉着，尤其是有色皮肤的患者。仅当炎症非常严重时，可以短期使用温和外用类固醇激素，如氟替卡松，处方 2～4 天以度过炎症期。表浅剥脱 2～5 天后皮肤恢复正常，中度剥脱经 7～10 天后恢复。

小结

对治疗痤疮瘢痕，表浅化学剥脱是一种有用的辅助疗法。它的优点是，可以用于存在活动性痤疮的患者，改善色素异常和皮肤质地。也可以与其他方法，如皮下分离、皮肤瘢痕化学重建技术和微针术组合以取得协同效果。

参·考·文·献

[1] Landau M. Cardiac complications in deep chemical peels. Dermatol Surg. 2007; 33: 190-3; discussion 193.

[2] Khunger N, IADVL Task Force. Standard guidelines of care for chemical peels. Indian J Dermatol Venereol Leprol. 2008; 74 (Suppl): S5-12.

[3] Garg VK, Sinha S, Sarkar R. Glycolic acid peels versus salicylic-mandelic acid peels in active acne vulgaris and post-acne scarring and hyper pigmentation: A comparative study. Dermatol Surg. 2009; 35: 59-65.

[4] Sachdeva S. Lactic acid peeling in superficial acne scarring in Indian skin. J Cosmet Dermatol. 2010; 9: 246-8.

[5] Erbağci Z, Akçli C. Biweekly serial glycolic acid peels vs. longterm daily use of topical low-strength glycolic acid in the treatment of atrophic acne scars. Int J Dermatol. 2000; 39: 789-94.

[6] Al-Waiz MM, Al-Sharqi AI. Medium-depth chemical peels in the treatment of acne scars in dark-skinned individuals. Dermatol Surg. 2002; 28: 383-7.

[7] Park JH, Choi YD, Kim SW, et al. Effectiveness of modified phenol peel (Exoderm) on facial wrinkles, acne scars and other skin problems of Asian patients. J Dermatol. 2007; 34: 17-24.

Deepali Bhardwaj, Niti Khunger

第六章 皮肤瘢痕化学重建（CROSS）技术

概　要

- 三氯乙酸皮肤瘢痕化学重建（CROSS）技术是治疗冰锥状瘢痕的一个优秀的治疗策略。
- 皮肤瘢痕化学重建技术可以与 1 550 nm 铒玻璃激光，或点阵分数二氧化碳激光，或与皮肤微针术透皮胶原诱导技术相结合，以增强效果和改善其他类型瘢痕。
- 痤疮瘢痕的治疗仍然是挑战，因此，联合疗法对其治疗是关键。

引言

　　痤疮引起的严重瘢痕常伴巨大的美容和心理上的痛苦，尤其是对青少年来说[1]。萎缩性瘢痕比瘢痕疙瘩和肥大性瘢痕更常见，比例为 3 : 1。它们被分成几个亚型：冰锥状瘢痕、棚车状瘢痕和滚动状瘢痕。在萎缩性瘢痕中，冰锥状瘢痕占全部的 60% ~ 70%，棚车状瘢痕占

20% ～ 30%，滚动状瘢痕占 15% ～ 25%。皮肤瘢痕化学重建（CROSS）是一种手术技术，是在萎缩性痤疮瘢痕局部采用高浓度三氯乙酸（TCA）引起胶原化导致其美容上的改善[2]。

三氯乙酸（TCA）是众知的剥脱剂，由德国皮肤科医生 Unna 于 1882 年首次应用。因其剥脱深度随其浓度而变化，是一种多用途的剥脱剂。因为 TCA 是一种自身中和剥脱剂，不进入全身血液循环，如果采用预防措施，即使使用高浓度的 TCA 也是安全的。为了取得 TCA 的最大效果，克服大面积使用时可能发生的并发症如瘢痕、色素沉着和色素减退，以及精确地涂在瘢痕上，皮肤瘢痕化学重建技术越来越流行。首先由 Lee 及其同事[2] 描述，高浓度三氯乙酸（TCA）局部应用到冰锥状瘢痕，通过用力压在整个凹陷区，采用尖头木质涂药器在每个瘢痕产生白色霜。其优点是，用较高浓度 TCA，皮肤增厚和胶原产生增加[3]。因为不损伤邻近正常组织和附属器结构，痊愈更快，并发症少，致使该疗法成为比烧蚀激光皮肤表面重建更好的工具。

原理

腐蚀剂 TCA 局部应用聚集到痤疮瘢痕的深部，导致表皮细胞的蛋白质凝固和细胞凝固性坏死，以及乳头层至上部网状层真皮胶原坏死。真皮体积增加是由于产生增多的胶原、黏多糖，以及见到的弹性蛋白碎片和重组。已经证明，真皮胶原重塑可能持续几个月。因此，持续胶原重塑和增加体积将有助于瘢痕的重塑和帮助 TCA 皮肤瘢痕化学重建技术后填充瘢痕组织（图 6.1）。

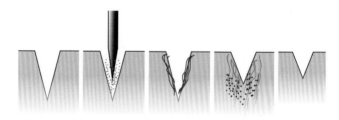

冰锥状瘢痕　　焦点应用 65% ～　　炎症　　　胶原化　　　改善
　　　　　　　100% 高浓度三
　　　　　　　氯乙酸（TCA）

图 6.1　皮肤瘢痕化学重建（CROSS）技术的原理

材料

- 50% ～ 100% 三氯乙酸（图 6.2A ～ B）。
- 削尖的木涂药签或牙签，也可应用 26 号针头。
- 用甲醇和丙酮进行清洁。

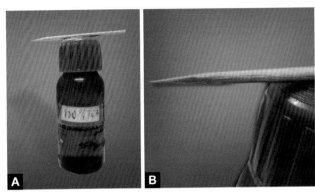

图 6.2A ～ B （A）三氯乙酸皮肤瘢痕化学重建技术的简单工具；（B）尖木牙签

适应证

冰锥状瘢痕：狭窄、深、边界清晰的管道，垂直扩展到深的真皮或皮下组织层。

禁忌证

- 无绝对禁忌证。
- 相对禁忌证：
  - 活动性炎症性病变或感染，如唇疱疹。
  - 瘢痕疙瘩倾向的患者。

— 烧蚀激光术后或磨皮术后。

— 大或宽的萎缩性棚车状瘢痕。

局限性

• 因为蛋白质沉积而形成硬痂，一般需要 3 ~ 6 天停工时间（图 6.3）。

• 与冰锥状痤疮瘢痕相比较，边缘较窄的棚车状瘢痕、广泛萎缩性和波形的或滚动状瘢痕改善较小。

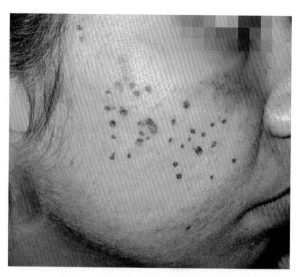

图 6.3 皮肤瘢痕化学重建后第 3 天结痂

注意事项

• 术前至少 2 周预先引发准备皮肤以帮助增加疗效，预防色素沉着并发症。这对深色皮肤非常重要。

• 在手术期间，皮肤应拉伸至瘢痕底部，然后应使用 50% ～ 100% TCA 通过整个瘢痕凹陷区有力地在瘢痕部分集中涂药，注意避免漏到邻近皮肤（图 6.4）。绝不应该让 TCA 扩展至周围正常皮肤，因为其可使瘢痕的尺寸增大（图 6.5A ～ B）。

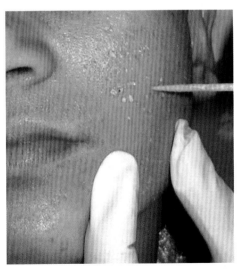

图 6.4　精确定位起霜的正确方法

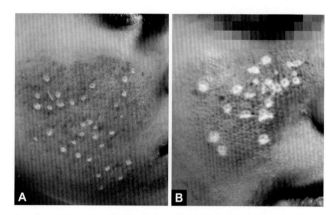

图 6.5A ～ B （A）用 100% TCA 后典型深度起霜显示深的真皮深度和红斑；（B）TCA 漏溢到瘢痕外面的不正确技术操作

• 患者体位应与技术操作很好配合。严格避免抓搔或擦洗结痂。

术前准备

• 最为理想的是，夜间应用 0.025% 维甲酸霜 2 周和上午应用含阿伏苯宗、辛酸和 2% 氢醌的防晒剂作为预先引发。

• 在操作过程中无须麻醉。

• 每次操作前需 3 个体位拍照，治疗区域的前、右和左斜。

• 给患者详细解释所需的治疗时间。在开始操作前强调所有注意事项，每例患者首次手术前应该取得正式签署的知情同意书。

• 应该有一个好的聚焦，最好是斜光在皮肤上，术中患者应该是站立或坐位。

• 所有冰锥状痤疮瘢痕应该在每次治疗前用笔标记和计数，以评价这次治疗的效果。

• 在开始操作前，应适当清洁皮肤，并用甲醇消毒，应用丙酮脱脂。

手术操作 [4]

• 确保患者签署知情同意书和各体位拍照。

• 患者坐位或45°躺位，使用头带将头发置面后。

• 无需麻醉。

• 丙酮脱脂。

• 削制木制牙签，直至头变尖细。

• 皮肤拉伸至瘢痕底部，然后将100% TCA用力压在萎缩瘢痕的整个凹陷区，点状细心涂药，避免溢漏至周围皮肤（图 6.4）。皮肤保持拉伸，细致检查直至见到涂药后出现冷冻"结霜"外观。结霜通常见于涂药后 10 ~ 15 秒，是表皮和真皮蛋白凝固的结果，主要用于检查剥脱深度（图 6.5）。重要的是保持皮肤拉伸直至完全结霜，然后到另一区域操作。

· 当治疗面颊部时，对于一位用右手的人，建议在左侧面颊部从外侧向中央操作，在右侧面颊部从中央向外侧操作。这是为了避免 TCA 从伸展手中扩散，以避免 TCA 由于技术错误而蔓延（图 6.6A ~ B）。

· 一旦出现一层厚的白霜，灼烧感减轻，剥脱完成。

· 洗脸，患者应用防晒剂后离开诊所。

· 该治疗手术每 2 周重复 1 次，共 4 次。与其他治疗技术相比较，经验显示该技术可避免瘢痕形成，以及因为避免累及邻近正常皮肤和附属器结构而减少色素减退的发生风险。

· 如果同一部位治疗时联合应用该技术与皮下分离，

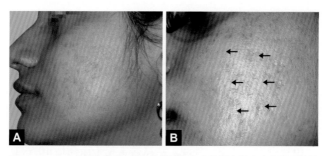

图 6.6A ~ B　应用 100% TCA 从外侧向中央涂药皮肤瘢痕化学重建单次治疗后，冰锥状瘢痕改善

先做皮下分离。为取得最大疗效，减少整个过程的时间，取得满意效果，该技术也可以在不同部位与化学剥脱、微针术和点阵分数激光联合应用。

疗效

可预料的改善

Lee 等[2] 报道，82% 的患者用 65% TCA 得以改善，而用 100% TCA，94% 的患者得到改善。应用此技术次数比较多的患者改善效果更好。我们也注意到，100% 纯 TCA 比 50% TCA 对于皮肤瘢痕化学重建技术的效果更好，并引起更好的胶原化（图 6.7A ～ B）。在我们对 30 例患者的研究中，在 4 次治疗结束时，大多数患者（73.3%）

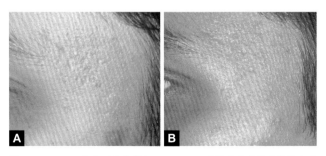

图 6.7A ～ B　3 次皮下分离联合 100% TCA 皮肤瘢痕化学重建技术后瘢痕改善

改善大于 70%, 20% 患者改善 50% ~ 70%, 6.7% 患者效果还可以（改善 30% ~ 49%）[4]。但是 Fabbrocini 等[5] 报道, 在他们对 5 例患者的研究中, 50% TCA 也是有效的。

术后护理

应该让患者清楚地了解结痂。患者应让痂自然脱落, 不应该剥挖这些痂。应该继续使用防晒剂和抗生素霜 2 ~ 4 天, 直至痂脱落。无需口服抗生素, 除非在同日做烧蚀激光表面修复或其他手术。并且, 在皮肤瘢痕化学重建术后 1 周, 晚上可以用含有 4% 氢醌的保湿霜和维甲酸。皮肤瘢痕化学重建术后 24 小时允许化妆。

并发症

CROSS 是一种相对安全的手术。短暂性副作用包括炎症后色素沉着和色素减退。色素沉着比较常见, 尤其在深色皮肤（图 6.8）。如果强行或过早除痂, 可能发生持续性红斑。瘢痕扩展是一个令人担忧的并发症, 因为它是持久性的, 并且难以治疗（图 6.9）。其发生是由于不适当的技术操作使 TCA 溢流到邻近正常皮肤。根据瘢痕部位, 治疗需要结合皮下分离和切除, 或打孔提高。

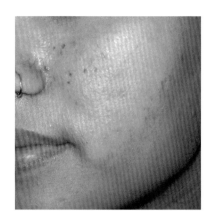

图 6.8 皮肤瘢痕化学重建后的炎症后色素沉着

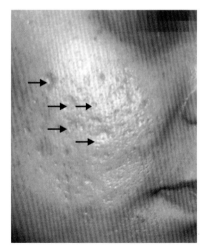

图 6.9 不正确的手术操作和 TCA 溢流到周围正常皮肤后使瘢痕恶化

小结

用 50% 或 100% TCA 的 CROSS 是一种经济有效的微创技术，对甚至是激光都难以治疗的冰锥状瘢痕有良好的疗效。其优点是，在适当预先引发启动后可以安全地用于深色皮肤冰锥状瘢痕的美容治疗。

---------------------- 参·考·文·献 ----------------------

[1] Ghodsi SZ, Orawa H, Zouboulis CC. Prevalence, severity, and severity risk factors of acne in high school pupils: a community based study. J Invest Dermatol. 2009; 129: 2136-41.

[2] Lee JB, Chung WG, Kwahck H, et al. Focal treatment of acne scars with trichloroacetic acid: Chemical reconstruction of skin scars method. Dermatologic Surgery. 2002; 28: 1017-21.

[3] Yug A, Lane JE, Howard MS, et al. Histologic study of depressed acne scars treated with serial high-concentration (95%) trichloroacetic acid. Dermatol Surg. 2006; 32: 985-90.

[4] Khunger N, Bhardwaj D, Khunger M. Evaluation of CROSS technique with 100% TCA in the management of ice pick acne scars in darker skin types. J Cosmet Dermatol. 2011; 10: 51-7.

[5] Fabbrocini G, Cacciapuoti S, Fardella N, et al. CROSS technique: chemical reconstruction of skin scars method. Dermatol Ther. 2008; 21: S29-S32.

第七章 皮下分离

概　要

- 皮下分离是抬高凹陷性瘢痕的一种手术方法，通过在瘢痕下方插入一个尖针，以切断瘢痕下方的纤维性粘连。
- 通过使针弯成直角这一简单的改良，使得操作过程安全、容易。
- 其优点是，这是一种简单、经济、有效的办公室操作技术，在所有类型的皮肤中并发症的发生率低。
- 缺点是改善缓慢，并且不能改善覆盖瘢痕上的皮肤质地。
- 将皮下分离与一种表面处理换肤方法，如点阵分数激光表面处理换肤结合，可取得比一种技术更好的改善效果。

引言

所有类型的痤疮瘢痕均需要个体化治疗和多种治疗

模式[1]。皮下分离治疗凹陷性瘢痕，是可以在办公室操作的简单外科技术。皮下分离由Spangler[2]在1957年首次报道，他报道了应用Bowmen's虹膜针切断深度凹陷的面部瘢痕下面的纤维束，该技术在1995年被Orentreich和Orentreich[3]命名为"非手术皮下切口"或皮下分离。

原理

在本技术过程中，将一个尖针插入皮肤，正好位于瘢痕下方。它具有像手术刀一样的效果，造成瘢痕纤维带的切口。由于这些粘连结构的破坏，瘢痕表面与其下方的纤维带分离，使瘢痕凸起。在诱导的真皮袋里有血液的机化（图7.1A ～ C）。这种损伤造成瘢痕下结缔组织形成，不损伤皮肤表面。对萎缩性痤疮瘢痕，皮下分离主要用于可扩张性和缓缓倾斜边缘的滚动状瘢痕[3]。该技术对部分冰锥状瘢痕或棚车状瘢痕有效，必须与其他治疗模式结合使用。

仪器和材料

• 酒精棉球，外科清洗碘伏，纱布片。

• 外科标记笔。

• Nokor针或不同尺寸的消毒皮下针：18 ～ 24号。

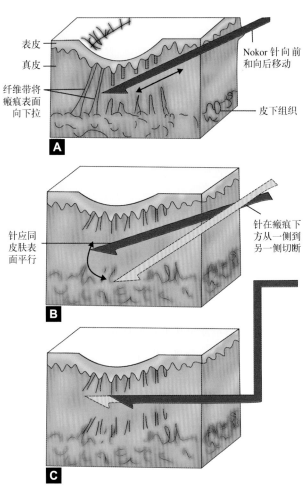

表皮

真皮

纤维带将
瘢痕表面
向下拉

Nokor 针向前
和向后移动

皮下组织

针应同
皮肤表
面平行

针在瘢痕下
方从一侧到
另一侧切断

图 7.1A ～ C （A）、（B）皮下分离原理：传统式；（C）改良性皮下分离

• 局部麻醉剂。

适应证

皮下分离基本上适用于凹陷性瘢痕：

• 凹陷的线性瘢痕。
• 凹陷的具可扩张性边缘的滚动状瘢痕。
• 所有凹陷性痤疮瘢痕，包括棚车状瘢痕。
• 冰锥状瘢痕。

禁忌证

• 患者是出血性体质。这些患者比较容易形成血肿，后者机化形成持久性结节。
• 瘢痕疙瘩形成史和患者在使用异维甲酸为相对禁忌证，虽然可进行皮下分离，但需要仔细监控。

注意事项

如果在临床上可行，任何能延长出血的药物（如阿司匹林、维生素 E）均应该避免使用。如果周围区域有活动性感染，应该在皮下分离前给予治疗。

术前准备

不需要积极准备。在术前 7 天患者应停用阿司匹林或维生素 E 以避免延长出血时间。

手术操作 [4-6]

• 手术区域首先用酒精和碘伏清洁消毒。

• 患者直立位或站位，用手术标记笔对瘢痕进行标记。平卧位时将会使很多瘢痕消失，尤其是滚动状瘢痕。

• 麻醉：如果瘢痕很少，麻醉可能不是必须的。如果有多个凹陷性滚动状瘢痕，必须麻醉。局部麻醉用利多卡因和丙胺卡因（Toplap®）低共熔混合物提前 1 小时应用，或可以用 7% 丁卡因和 7% 利多卡因（Tetralid®）。麻醉常常是不完全的，对有多个瘢痕的焦虑型患者，浸润麻醉可用不含肾上腺素的 1% 利多卡因。但是，浸润麻醉只能在瘢痕标记后进行。或者，可以给予眶下神经阻滞。

• 针的选择：Nokor 针尖锐，有一个三角形尖，或者可以应用皮下注射针（图 7.2）。针的尺寸取决于瘢痕的大小。常规用 18 号 Nokor 针或 18 号皮下注射针。对更小的瘢痕可以应用 23 或 24 号针。

• 拉紧皮肤，在瘢痕的边缘真皮进针，随着斜面朝上和在瘢痕下方前进。然后来回移动以穿刺运动方式覆盖整个瘢痕和以扇形运动移动切断瘢痕与其下方组织间的所有粘连组织（图7.3）。

- 针应保持与皮肤的表面平行。

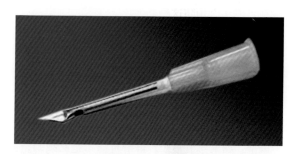

图7.2　Nokor针

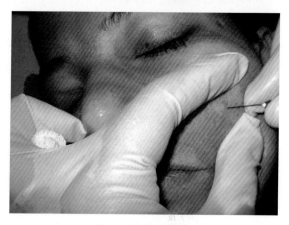

图7.3　传统皮下分离

• 插入的深度应在真皮中层的浅层。当切割纤维束时可听到响声。

• 改良：当针直接以上述方式进入皮肤，存在不断深入或表浅地穿透皮肤的风险。为避免这一缺点，作者描述了一种改良方法以预防这些并发症[7]。插入之前，针在斜面成直角或在无菌动脉钳的协助下略高，然后进入皮肤（图 7.4A ～ F）。用这种方式插入快，在真皮同一平面上保

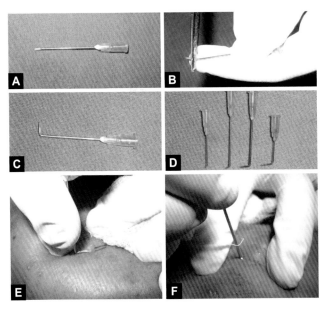

图 7.4A ～ F （A）～（D）皮下分离针的改良；（E）～（F）改良的皮下分离

持与皮肤表面平行。这降低了刺穿皮肤或不断深入的并发症的发生概率。

· 进一步的改良中，如果针再次弯曲成直角，并安装在注射器上，操作变得更方便舒适（图 7.5A ～ D）。

· 手术操作的终点为瘢痕表面的明显提升，并且当针做扫除或旋转动作时没有阻力。

· 如果瘢痕很大，可以采用多个进入点，以覆盖整个瘢痕。

· 在相关区的瘢痕，因为出血可能模糊视野，应首先

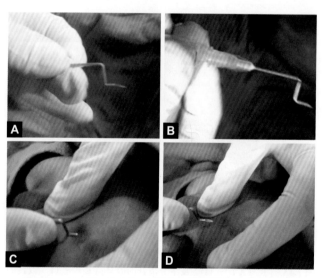

图 7.5A ～ D 进一步改良，针装在一个注射器上以便更好掌握

皮下分离。

· 所有的瘢痕被单独地皮下分离，一个接一个，加压至少 5 分钟以制止出血和预防大的血肿形成或瘀斑。

· 皮下分离不应该深，应尽力避免伤及大血管。

· 危险区为颞部和耳前区，因为面神经分支很表浅，可被损伤（图 7.6）。下颌区也应该注意，因为这里血管表浅（表 7.1）。任何损伤 6 个月内通常会自发痊愈。

· 手术操作后应用局部抗生素。

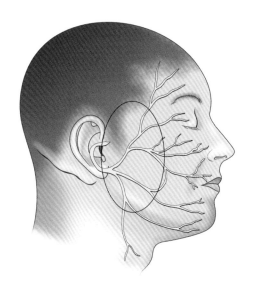

图 7.6　皮下分离的危险区域

表 7.1　皮下分离的危险区域

危险区	神经损伤	后果
颞部	面神经的颞支	眉下垂，不能皱眉，紧闭眼睛能力下降
下颌部	面神经的下颌缘支	微笑不对称

术后护理

不需要专门护理。建议用局部抗生素。如有过度肿胀，可以给予抗炎药物。如果有过度瘀斑，可应用 Thrombophob® 软膏。对于容易发生炎症后色素沉着的患者，避免日光照射。

疗效

疗效为 15% ~ 80%[4, 6]。起初因为水肿，改善较明显。由于水肿吸收，常常伴随着改善的降低，所以手术必须重复（图 7.7A ~ B）。皮下分离可以每 2 ~ 4 周重复 1 次，直至效果最佳。皮下分离与吸引结合以使其效果更好[8]。步骤是，首先用 23 号针做皮下分离，平的和凹陷性皮下分离瘢痕于皮下分离后的第 3 天进行吸引。吸引是用微晶磨皮设备的手具进行，至少隔天做 2 周。与不定期吸引的

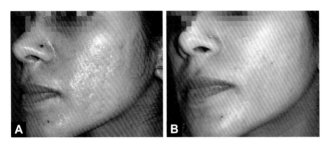

图 7.7A ～ B　每 2 周进行皮下分离联合吸引和微针术

患者比较，每天做吸引的患者改善较好。作者的结论是：为了取得较好的效果，吸引应在皮下分离的第 3 天开始，每天开展 1 周，然后继续隔天进行 1 周。当与其他方法比较时，对滚动状瘢痕，皮下分离比皮肤瘢痕化学重建技术同样有效或更佳，具较少的并发症。当与填充剂比较时皮下分离具有相等的效果[9]。

并发症

　　一般来说，皮下分离是一种安全的手术操作，并且并发症少。如果用力进行皮下分离手术，或者一个血管被刺破，出血和水肿是常见的。这可持续存在 1 ～ 2 周（图 7.8）。如果持续存在，应用一个 24 号针穿刺引流。如果有继发性感染，可发生脓疱或囊肿。这些应该用 24 号针引

91

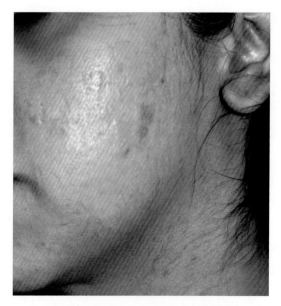

图 7.8　皮下分离 1 周后出现瘀斑和结节

流及给予全身抗生素。由于过度的纤维化持续，结节偶尔发生。如这些持续至 4 周时不缩小，可以在病灶内注射曲安奈德 2.5 mg/ml。如果有过度炎症，较深色皮肤的患者可产生炎症后色素沉着。

联合治疗

皮下分离可与痤疮瘢痕的其他治疗措施，例如，皮肤瘢痕化学重建术、打孔切除技术和点阵 CO_2 激光结合以提高该手术的疗效。这可以在同次或不同手术时间进行。首先做皮下分离，随后当出血停止时进行第二种手术操作。

小结

对凹陷性瘢痕的治疗，皮下分离是一种安全、有效的外科操作，它可以作为一种简单的办公室手术操作进行。

------------------------ 参·考·文·献 ------------------------

[1] Khunger N. Standard guidelines of care for acne surgery. Indian J Dermatol Venereol Leprol. 2008; 74: S28-S36.

[2] Spangler AS. New treatment for pitted scar. Arch Dermatol. 1957; 76: 708-11.

[3] Orentreich DS, Orentreich N. Subcutaneous incisionless (subcision) surgery for the correction of depressed scars and wrinkles. Dermatol Surg. 1995; 21: 543-9.

[4] Alam M, Omura N, Kaminer MS. Subcision for acne scarring: technique and outcomes in 40 patients. Dermatol Surg. 2005; 31: 310-7.

[5] Vaishnani JB. Subcision in rolling acne scars with 24G needle. Indian J Dermatol Venereol Leprol. 2008; 74: 677-9.

[6] Chandrashekhar BS, Nandini AS. J Cut Aesth Surg. 2010; 3: 125-6.

[7] Khunger N, Khunger M. Subcision for depressed facial scars made easy using a simple modification. Dermatol Surg. 2011; 37: 1-4.

[8] Harandi SA, Balighi K, Lajevardi V, et al. Subcision-suction method: a new successful combination therapy in treatment of atrophic acne scars and other depressed scars. J Eur Acad Derm Vener. 2011; 25: 92-9.

[9] Ramadan subcision versus 100% trichloroacetic acid in the treatment of rolling acne scars. Dermatol Surg. 2011; 37: 1-8.

第八章 | 打孔切除技术

概 要

- 打孔切除技术用于深冲击状瘢痕和棚车状瘢痕。
- 如果瘢痕表面质地相对比较正常，可以进行打孔抬高。
- 如果表面质地不正常，打孔切除，随后打孔移植。
- 如果瘢痕直径 >3.5 mm，打孔切除接着缝合较好。
- 打孔切除技术后应进行重修表面，以取得最佳疗效。

引言

打孔切除技术是治疗深凹陷性和大的痤疮瘢痕的宝贵的简单技术。切除技术的基本原理是，以不太明显的瘢痕代替突出明显的瘢痕。有各种各样的打孔器切除技术，根据瘢痕的类型选择技术。可与重修表面技术相结合，可以在同次手术或在以后手术中进行以取得最佳疗效。

设备

• 不同大小的一次性活检打孔器——1.0 mm、1.5 mm、2.0 mm、2.5 mm、3.0 mm、3.5 mm、4.0 mm、4.5 mm 和 5.0 mm。

• 精细无创或珠宝钳。

• 虹膜剪。

• 用无菌培养皿或不锈钢碗盛装移植组织。

• 持针器。

• 皮肤缝线普理灵 ®6-0。

• 外科胶水。

• 局部麻醉剂，含肾上腺素的 1% 利多卡因。

• 酒精、碘伏供外科清洗。

• 手术标记笔。

适应证

打孔切除技术应用于治疗深凹陷性瘢痕（表 8.1），当瘢痕的深度大于可以采用重修表面技术安全治疗的深度，即深层网状真皮时，打孔切除技术特别有用。打孔切除技术对冲击状瘢痕最有疗效，这类瘢痕具有粘连底部的锋利壁，而且不能用重修表面或填料技术治疗。当痤疮瘢痕涉及大的相邻区域或有隧道内皮脂的桥状瘢痕，或有持续囊肿的瘢痕，或皮肤松弛，椭圆形切除后缝合是最好的选择。它也可被谨慎地应用于对病灶内注射类固醇激素无反应的持续性肥大性瘢痕和瘢痕疙瘩。在这种情况，切除后应该在病变内注射类固醇激素以防止复发。

表 8.1 痤疮瘢痕的切除技术

技术	适应证	优点	并发症
打孔提高	凹陷性瘢痕，<4 mm，表面正常 冰锥状瘢痕 深棚车状瘢痕	简单技术 无瘢痕 色泽匹配优秀快	环形瘢痕部分改善 打孔组织移位 鹅卵石状瘢痕
打孔切除和缝合	凹陷性瘢痕 >4 mm，异常表面质地 深棚车状瘢痕	圆或不规则凹陷性瘢痕被线状瘢痕代替 简单手术操作快	瘢痕可变宽 瘢痕互相太近不能在同次手术中治疗
打孔切除和移植	凹陷性瘢痕，异常表面质地，直径 <4 mm 冰锥状瘢痕 深棚车状瘢痕 肥大性瘢痕和瘢痕疙瘩，病灶内注射类固醇无反应	萎缩性瘢痕可被适当治疗	颜色不匹配 鹅卵石状瘢痕 供皮处瘢痕
椭圆形切除	大面积连片的萎缩性瘢痕 桥状瘢痕 皮肤松弛	可用于严重萎缩性瘢痕和桥状瘢痕	线状瘢痕

相对禁忌证

- 有伤口愈合不良病史的患者。
- 有异常瘢痕病史的患者。
- 过去 6 个月内用异维甲酸患者。
- 有不切合实际的期望的患者。
- 有活动性结节囊肿性痤疮的患者。

术前评估和准备

评估有禁忌证患者。

告诉患者可期待的改善程度，如果有多个瘢痕需要不止一次手术，为取得最好的疗效有进行重修表面换肤手术的必要。如果瘢痕数很多，位置很近，所有瘢痕不能在同一时间治疗。因此，所需要的手术不止一次。手术之间的间隔期一般为 4 ~ 6 周。这些切除手术必须与重修表面手术相互补充。这可能是机械性磨皮，或者点阵激光重修皮肤表面。可期待的改善率通常为 60% ~ 70%，取决于起初的严重性。通常不可能去除全部的瘢痕。

每个瘢痕均应个别评估，重点评估表面情况、大小、深度和形状。

皮下分离可以在瘢痕修复手术之前或在同一次手术中

完成皮下分离。

操作步骤[1, 2]

患者签署知情同意书，同意拍照。

评估每个瘢痕的大小、形状、深度和表面情况，选择并注意要进行的手术类型（计划方案）。

依次用酒精、碘伏、再次酒精外科清洁消毒后，患者取坐位用墨汁标记笔标记瘢痕。在患者平卧位时，有些瘢痕可能不显示或较不清楚。

局部麻醉：外用低共熔混合物局部麻醉剂事先封闭 2 小时，或者用含肾上腺素的 1% 利多卡因浸润。对于忧虑患者可以给予镇静剂。广泛区域多发瘢痕可应用神经封闭。

皮下分离：皮下分离首先用 18 号或 20 号无菌针进行，以斜面向上和如前所述的角度。或者可用 Nokor 针。

打孔提升：如果覆盖皮肤比较正常，选择恰好符合瘢痕的合适尺寸的冲头，进入皮肤至皮下组织。一旦到达皮下组织，会有一种突然的落空感。提起切除冲头至表面，不从基底切割。应该不抬高，也不压低。用针的顶端操纵向上（图 8.1）。

打孔缝合：如果有少数尖锐的冲压状瘢痕彼此隔开，或者直径 4 mm 或更大瘢痕，切下瘢痕并用普理灵®5-0 或

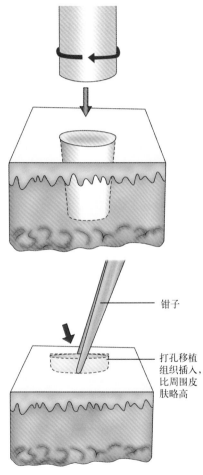

钳子

打孔移植
组织插入，
比周围皮
肤略高

图8.1　打孔抬高的原理

6-0 沿张力线缝合（图 8.2A ~ D）。

　　打孔移植：如果瘢痕之间距离很近，表面和质地呈萎缩性，并且直径小于 4 mm，切除瘢痕并从耳后区或臀部取钻孔移植片取代。应该注意它们与表面齐平且合适紧贴。过大的移植片会弹出并导致鹅卵石状瘢痕，过小的移

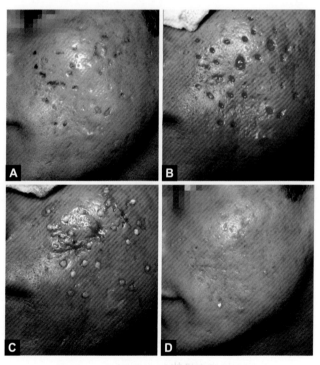

图 8.2A ~ D　打孔移植和打孔切除，随后缝合

植片会造成凹陷并以环状瘢痕愈合。

磨损打孔移植：在该手术中，表皮在供皮点首先用机动磨损头磨损，然后收集所需尺寸的打孔移植组织。在受体部位，痤疮瘢痕的整个受损区域磨损。已经磨损的供体移植组织放在受体打孔部位。该手术的优点是有较好的皮肤色泽匹配，因为再生的表皮覆盖移植部位，各区域间均匀。鹅卵石状和环状瘢痕形成的概率降低。此外，因为移植手术和重修表面在同次手术中进行，治疗时间缩短（图8.3A ～ F）。

辅料：一种非粘附敷料，洗必泰纱布（Bactigras®）或石蜡纱布或半透性敷料，如 Vigilon 或 Tegaderm 用来覆盖创面。给予广谱抗生素 1 周。

术后护理

术后 7 天用生理盐水浸湿后，轻轻取掉敷料。应该注意防止将移植组织拉出来。

根据患者需要在上皮再生后重新开始预先引发方案。

对严重瘢痕，重修表面换肤之前，可以在 4 ～ 6 周后重复皮下分离和打孔切除手术，以取得较好美容效果。

重修表面皮肤是机械性，根据具有的设备和外科医生的经验，通过连接磨皮机的钻石头进行，或用点阵 CO_2 激光

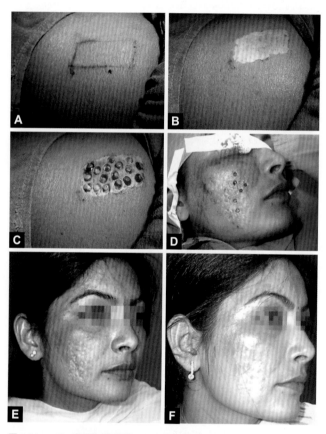

图 8.3A ～ F 磨损打孔移植：（A）在臀部供皮点标记；（B）表皮的磨皮；（C）打孔切除供体移植组织；（D）受体部位的打孔切除；（E）术后 1 个月；（F）术后 3 个月

或点阵铒激光——YAG 激光。可在同次或 4 ~ 6 周后进行。

并发症

- 移植物接受不良。
- 移植物挤压。
- 如果抬高的或嫁接的瘢痕被挤出，则凹陷恶化。
- 部分改善伴持续凹陷。
- 瘢痕变宽。
- 环状瘢痕（围绕移植物边缘的凹槽）（图 8.4）。需要

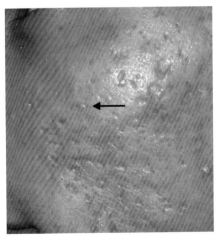

图 8.4 环状瘢痕

局部皮肤修正。

- 抬高的瘢痕（图 8.5）。用射频消融治疗瘢痕。
- 鹅卵石状瘢痕（图 8.6）。
- 打孔移植中的颜色或纹理不匹配（图 8.7A ～ D）。

通常是暂时性的。

打孔切除术的并发症可以通过按照瘢痕类型选择合适的技术加以避免。选择技术取决于患者总的期望和瘢痕最主要的类型。打孔切除与抬高应该只有当瘢痕表面质地和颜色正常时才可进行。其下的粘连应被打破，并且充分抬高以取得满意反应。当切除瘢痕时，应注意尽可能多地保留皮下组织作为锚定基础。注意精细的技术和术后敷料换

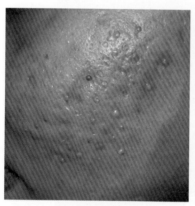

图 8.5　打孔移植后抬高的瘢痕

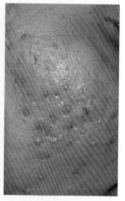

图 8.6　打孔移植后鹅卵石状瘢痕

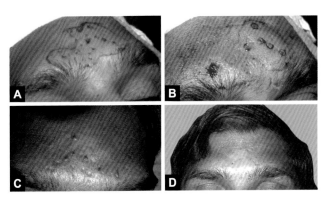

图 8.7A ～ D　皮肤颜色不匹配，随后改善：（A）标记瘢痕；（B）放在受体部位的打孔移植物；（C）移植物的色素沉着和抬高；（D）3 个月时自发性改善

药以及护理。精确的缝合，并且采用 Steristrips（3 M 公司，圣保罗，MN）或使用外科手术胶水长达 7 ～ 10 天，以防止瘢痕蔓延。在有大片瘢痕的区域，最好避免大的切除，这将导致更长的线状瘢痕。间隔 4 ～ 6 周，一系列小的切除会有较好的结果。当去除敷料时，应用十分温和的牵拉动作非常重要。在换敷料前用生理盐水浸湿 10 ～ 15 分钟，以防止移植组织的分离或挤压。通过确保移植物的直径略大于接受部位而使环状瘢痕、移植物周边凹陷、移植组织本身凹陷或抬高的风险减小。在术后 3 天内，患者应尽量不要触摸或按压移植部位，并尽量减少面部运动、说话和咀嚼。

优点和缺点

打孔切除和移植是一种简单的诊所办公室操作技术，所有皮肤科医生在打孔活检技术方面都有专业知识和经验。这些手术操作的优点是：可以导致深凹陷性瘢痕的瞬间"抬高"。周围正常皮肤不受影响，因此愈合速度更快，并发症较少。

其缺点是鹅卵石状瘢痕和环状瘢痕常见。因此，通常需要在打孔切除术后进行点阵激光表面重塑以取得最佳效果。

小结

在深的瘢痕治疗中仅通过表面重塑不能改善，打孔切除术必不可少。这类技术为冲出状栅车状瘢痕提供一种瞬时"抬高"，并且对较大的冰锥状瘢痕也是有益的。选择正确的技术和合适尺寸的冲头至关重要。

------------------ **参·考·文·献** ------------------

[1] Khunger N. Standard guidelines of care for acne surgery. Indian J Dermatol Venereol Leprol. 2008; 74: S28-S36.

[2] Savant SS. Acne and its scars. In: Savant SS (Ed) . Textbook of Dermatosurgery and Cosmetology, 2nd edn, Mumbai, India. ASCAD. 2005.pp.568-72.

第九章 微针术

概 要

- 微针术是痤疮瘢痕的微创治疗方法。
- 主要用于滚动状瘢痕、线状瘢痕和浅的棚车状瘢痕。
- 用带有针头的仪器鼓在皮肤上滚动。
- 微针术引起真皮刺激和增强真皮胶原化。
- 进行多次治疗，间隔时间为 4～6 周。
- 微针术对所有类型的皮肤均是安全的。

引言

微针术是管理痤疮瘢痕的武器库中一种相对新的和独创性技术。1995 年以来皮肤针刺被用以实现经皮胶原诱导微针术（PCI）。在治疗痤疮瘢痕（2～3 级）和其他皮肤病变，微针术是一种有效的方法[1]。1995 年，Orentreich DS 和 Orentreich N[2] 描述了用针在已收缩的瘢痕和皱纹下建立结缔组织的皮下分离。Camirand 和 Doucet[3] 用文身枪以"针研磨"方式治疗瘢痕。虽然，这种技术可以被应用于多个领域，但是费力、缓慢，并且在表皮上的孔太接近、太表浅。所有这些技术发挥作用，是因为针破坏了上层真皮的老胶原束，并且引起新胶原形成。

微针术的原理 [4]

微针包括使用带有微小针头的手持滚动装置，在皮肤上产生多处表浅性创伤。取决于针的长度，针刺入真皮并启动复杂的化学反应，包括许多生长因子增多，例如成纤维细胞生长因子、血小板衍生生长因子、转化生长因子 α 和 β，导致成纤维细胞的入侵。这种活动的激增不可避免地导致成纤维细胞产生更多的胶原蛋白和弹性蛋白。角质形成细胞迁移穿过表皮缺陷并增殖，使表皮增厚。损伤后 5 天，纤维连接蛋白基质沿着成纤维细胞排列的轴放置，并且胶原沉积在表皮基底层正下方的上部真皮中。Ⅲ 型胶原蛋白在伤口愈合早期阶段是主要形式。组织重塑在损伤后持续数月并主要由成纤维细胞完成。Ⅲ 型胶原蛋白在一年或更长时间内逐渐被 Ⅰ 型胶原蛋白替代 [4]。

人们还假定，身体对任何上皮损伤都有电信号反应，控制一系列的伤口愈合机制。在正常情况下，皮肤细胞的

内部具有 -70 mV 的静息电位。细胞外空间以及皮肤表面带正电荷。如果发生上皮损伤，皮肤细胞释放钾和蛋白质，从而改变间质的导电性。同时，内部细胞电流急剧增加至 -120 mV 以上。这种电位差异迫使成纤维细胞迁移到损伤点并最终迫使它们增殖并转化成胶原纤维[5]。

设备

标准的微针设备是由塑料构成的，有一个 12 cm 的手柄，其末端有一鼓形圆筒，像是一个小的油漆滚筒，长 2 cm，宽 2 cm。圆筒表面有 192 ~ 540 个医用级不锈钢针头（图 9.1）。针的长度变动在 0.5 ~ 2 mm 以控制穿刺

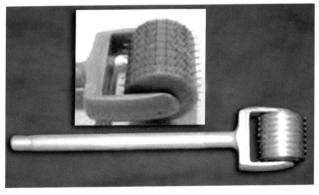

图 9.1 微针术的仪器

深度。长度 1.5 mm 治疗痤疮瘢痕最好。针呈放射状排列，对滚筒轴中心呈 15°，以有助于均匀穿刺。依据所施加的压力，针刺入瘢痕组织达 0.1 ~ 1.3 mm。

适应证

2 级和 3 级的棚车状瘢痕、滚动状瘢痕与线状萎缩性瘢痕可以用微针术治疗。对不适宜激光治疗或者希望使用风险较小的微创方法的患者，可以选择微针术替代激光表面重塑。与激光治疗相比，对容易产生炎症后色素沉着的患者，微针术是一种有用的技术。因为激光治疗产热，炎症后色素沉着的风险较高。

禁忌证

应用抗凝剂或类固醇激素的患者，应该停药 1 周或谨慎应用微针术。患者如患疣、皮肤感染或者任何肿瘤，不应该应用微针术治疗，以避免已经存在的疾病传播扩散。有瘢痕疙瘩、未控制的糖尿病和胶原血管疾病病史的患者不应行微针术治疗。纯粹为了安全起见，最好避免用微针术治疗孕妇，因为对妊娠期妇女没有研究。有不现实期望的患者也不适用。

局限性

对冰锥状瘢痕和4级痤疮瘢痕进行微针术后见到的改善程度很小。对于这种治疗方法，新鲜瘢痕或不到1年病程的瘢痕反应最佳。陈旧的老的纤维性瘢痕可能不会表现出好的反应。

其他的局限性有仪器为单次应用。理想情况是，仪器应该只使用1次，因为针具有锋利而纤细的针尖，单次应用后变钝。变钝的针可能引起瘢痕。如果3次治疗后没有看见任何改善，最好换另一种治疗形式。

注意事项

在进行微针术治疗之前，任何活动性感染和活动性痤疮都应该先妥善治疗。在微针术前，维生素E、银杏和阿司匹林停用至少3天以避免出血。应该强调日光保护。劝告患者别挑剥皮肤，避免刺激性清洁剂，如氯二甲酚（Dettol® 或 Cetavlon），避免擦洗，避免使用磨损性清洁剂和丝瓜筋，因为在痊愈期这些习惯可能无意中会导致炎症后色素沉着。如果既往有单纯疱疹病毒感染病史，在微针术完成前给予患者1个疗程的口服阿昔洛韦。绝不要使用同一仪器治疗一例以上的患者。

在任何治疗前，预先引发患者极其重要。如果有偶然发生痤疮的病史，在进行微针术前，患者外用克林霉素凝胶约 2 周是值得的。对印度患者或Ⅲ型皮肤，炎症后色素沉着可能要重点关注。因此，术前日光防护必须强调，外用皮肤增白剂，如曲酸、氢醌、维甲酸，应该提倡应用至少 2 周。

虽然有专家提出应该在任何手术前 6 个月停止用异维甲酸，但是他们发现患者在应用低剂量异维甲酸时进行微针术没有产生任何副作用。

术前准备

在治疗日，必须取得书面知情同意书。用标准照相机和良好光线拍摄正面和侧面照片。然后清洁皮肤，在密闭下用 2.5% 的利多卡因和 2.5% 丙胺卡因共熔混合物局部麻醉。1 小时后，用丙酮去除麻醉霜。用洗必泰、碘伏和异丙醇溶液清洁皮肤。用生理盐水作为最后清洁剂以预防任何刺激性。

手术操作

一手拉紧要治疗的皮肤。另一手像笔样握住滚筒在

皮肤上滚动。通过拉紧皮肤，瘢痕变得更平，这有助于
达到瘢痕的最深处。滚筒在横、直、右斜和左斜4个方向
向后和向前6～10次，以覆盖约2英寸×2英寸（1英寸=
2.54 cm）大的区域（图9.2A）。这确保一个均匀针刺模
式，每平方厘米250～300个针刺[2]。滚至均匀点状出
血视为临床终点（图9.2B）。保持短距离移动，以确保穿

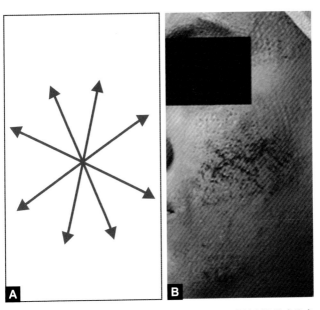

图9.2A～B （A）滚筒运动方向应均匀一致；（B）微针刺的治疗终点
是点状出血

透深度更均匀。该技术依赖于操作者，因此，穿透深度取决于所施加的压力。由于针是尖锐的，只需要适度的压力。过度滚动和侧面施压可引起瘢痕。在额部和鼻区所需压力较小。在治疗眼眶区域时，为减轻疼痛和预防血肿，最好使用 0.5 mm 长的滚筒施加较小压力。滚筒的滚动次数在眼眶区域减少。在治疗口周皮肤时，嘱患者双唇闭在一起，使唇的朱红色边框变硬。这确保治疗均匀，没有遗留区。

由于针固定在滚筒上，每个针最初从一个角度穿刺，然后随着滚筒转，针进入更深。最后，将针从相反角度拔出来，这样滚入后滚出皮肤，针进入真皮 1.5 ~ 2 mm 深[6]。除微小的孔和微细通道外，表皮尤其是角质层保持完整。这些微细通道在数分钟内关闭，在表皮和角质层没有任何可见的痕迹，因此没有大量的出血。针点出血很快停止，有浆液性渗出，可用生理盐水浸泡的清洁纱布擦拭。治疗后可以立即应用外用维生素 C 溶液，以增加透皮吸收和胶原化形成。

术后护理

治疗区可涂一层薄的抗生素膏，如莫匹罗星。因为没有真皮损伤，表皮轻微损伤，所以不需要用敷料。治疗后

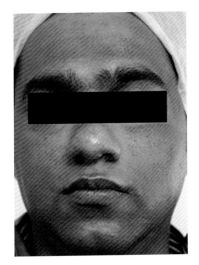

图 9.3 微针术后的红斑

立即出现红斑和水肿，可能持续 48 小时（图 9.3）。2 ~ 3 天内可能出现轻微结痂，痂脱落不留任何痕迹。嘱患者避免日光照射 1 周以防止炎症后色素沉着。可用一个短疗程的系统抗生素以预防继发性细菌感染。嘱患者至少 1 周内严格避免使用磨砂、丝瓜筋或者任何这类磨料清洁剂。二次微针术治疗的间隔为 6 ~ 8 周，以促进新胶原形成[7]。一般需要 5 ~ 6 次治疗以取得美容上可接受的效果。

由于皮肤上众多的微通道可增加透皮药物穿透，微针术后也可以立即应用透明质酸、维生素 C、氨甲环酸、生长因子。但是，没有已发表的证据支持他们的疗效。很多患者抱怨，微针术后立即改善，改善程度起初较大，随着时间慢慢减小。这可能是由于术后水肿致效果提升，当水肿逐步消退，瘢痕变得较明显。

一项关于经皮胶原诱导微针术（PCI）和皮肤瘢痕化学重建（CROSS）技术治疗痤疮瘢痕的比较研究报道，虽然在 2 种技术的疗效方面没有显著差别，但 PCI 治疗滚动状瘢痕比较有效，CROSS 技术治疗棚车状瘢痕和冰锥状瘢痕更有效[8]。微针术也较适合治疗深色皮肤患者和有色素异常病史的患者，因为采用 100% 三氯乙酸技术治疗后，炎症后色素沉着和色素减退发生率较高。与 PCI 相比，皮肤瘢痕化学重建也有较长的停工时间。

在 Majid I[9] 的研究中，微针术被用于治疗痤疮瘢痕患者。在滚动状瘢痕和棚车状瘢痕取得好至优良的效果。而凹陷性瘢痕仅仅显示中等程度的改善。深的窦道瘢痕和其他复杂瘢痕对治疗反应不佳[9]。

微针术可以与其他治疗措施联合使用，如化学剥脱、激光、皮肤填充剂、皮下分离，以在痤疮瘢痕治疗中取得更好的疗效。

一项笔者的研究结果显示，微针术与 35% 乙醇酸剥脱联合治疗Ⅲ～Ⅳ型皮肤的痤疮瘢痕。微针术六个星期进行 1 次。在每次微针术 3 周后进行 35% 乙醇酸剥脱。对表浅和中等深度的瘢痕有明显改善。此外，皮肤质地改善，痤疮后色素沉着减退[10]（图 9.4A ～ D）。

  铒或 CO_2 激光的点阵分数激光消融，在治疗痤疮瘢痕

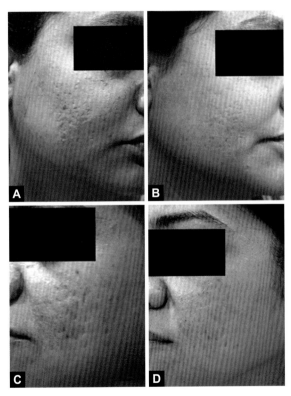

图 9.4A ～ D　3 次微针刺后

中可以与微针术在同次手术中结合进行。然而，这可能导致炎症后色素沉着，手术后期需要皮肤冷却，严格日光防护和术后护理。在深色皮肤的患者（Ⅳ～Ⅵ型皮肤），最好在同一时间避免进行这2种手术，以避免炎症后色素沉着。对这些患者，微针术和点阵激光治疗之间可能需要2周间隔时间。

优点

- 简易诊所办公室手术。
- 微创。
- 安全和有效。
- 最少的停工时间。
- 可用于所有类型的皮肤。
- 可与其他技术结合。
- 无需昂贵的仪器设备。
- 经济实惠。

缺点

- 改善缓慢。
- 需要重复治疗。
- 并不适用于所有的瘢痕类型。

并发症

患者对于该手术耐受性很好，通常手术后立即恢复正常活动。可以见到短暂的副作用，如粟丘疹、继发性细菌感染或者炎症后色素沉着。针刺区可能出现小的出血斑和轻度发红 1～2 天。偶尔，轻度血肿可能出现在骨区，如鼻背部或额部。最后，所有治疗区痊愈不留瘢痕。对于真皮没有持久性损伤，因此，除非技术不正确，严重感染和瘢痕少见[11]。

小结

微针术为一种简易的诊所办公室手术，需较短的治疗时间。因为是一个机械性的手持器具，该设备的重复成本非常经济。因为既没有热损伤，也无表皮受损，对深色皮肤（Ⅲ～Ⅵ型皮肤）是安全的。缺点是治疗次数多。其次，不能用微针术治疗所有类型的瘢痕。

----------------- 参·考·文·献 -----------------

[1] Goodman GJ, Baron JA. Postacne scarring: a qualitative global scarring grading system. Dermatol Surg. 2006; 32: 1458-66.

[2] Orentreich DS, Orentreich N. Subcutaneous incisionless (subcision) surgery for the correction of depressed scars and wrinkles. Dermatol Surg. 1995; 21: 6543-9.

[3] Camirand A, Doucet J. Needle dermabrasion. Aesthetic Plast Surg. 1997; 21: 48-51.

[4] Cohen KI, Diegelmann RF, Lindbland WJ. Wound Healing. Biochemical and Clinical Aspects. Philadelphia, WB Saunders Co. 1992.pp.541-61.

[5] Jaffe LF. Control of development by steady ionic currents. Fed Proc. 1981; 40: 125-7.

[6] Fabbrocini G, Fardella N, Monfrecola A, et al. Acne scarring treatment using skin needling. Clin Exp Dermatol. 2009; 34: 874-9.

[7] Doddaballapur SJ. Microneedling with Dermaroller. Cutan Aesthet Surg. 2009; 2: 110-11.

[8] Leheta T, El Tawdy A, Abdel Hay R, et al. Percutaneous collagen induction versus full-concentration trichloroacetic acid in the treatment of atrophic acne scars. Dermatol Surg. 2011; 37: 207-16.

[9] Majid I. Microneedling therapy in atrophic facial scars: an objective assessment. J Cutan Aesthetic Surg. 2009; 2: 26-30.

[10] Sharad JJ. Combination of microneedling and glycolic acid peels for the treatment of acne scars in dark skin. J Cosmet Dermatol. 2011; 10: 317-23.

[11] Fernandes D, Signorini M. Combating photoaging with percutaneous collagen induction. Clin Dermatol. 2008; 26: 192-9.

第十章 微晶磨皮术

概　要

- 微晶磨皮是治疗表浅性痤疮瘢痕的一种有效方法。
- 可以用水晶或钻石头来进行。
- 是一种安全、非侵入性诊所办公室操作技术，需要很少或不需停工时间。

引言

微晶磨皮是一种机械性剥脱或微表面重修技术，采用机械性中介体进行剥脱，并且通过可调整的吸力达到去除表皮最外层的死亡皮肤细胞。这是一种非侵入性操作技术，在诊所办公室由经训练的皮肤护理专业人员进行。

自 1985 年于意大利被开发以来，该技术已经普及，多年来如同其他皮肤表面重塑技术，治疗是有效的，但是有可能发生明显的并发症。微晶磨皮可以是一种有效的治疗，风险很小、康复快，针对各种各样的美容问题，包括轻度痤疮瘢痕、细皱纹、色素沉着和妊娠纹。

原理

微晶磨皮造成深达角质层的部分皮肤的剥蚀。较攻击性的治疗可以达到表浅真皮乳头层。身体将这解释为一种损伤和急于以新的、健康的细胞替代失去的皮肤。因此，微晶磨皮产生的临床改善是通过一种类似在真皮和表皮水平的补偿过程的机制而实现。按照组织病理学研究，可见显著的表皮和真皮乳头层的增厚[1,2]。随着匀质化，表皮突变平坦，角质层变薄。在所有治疗区可见基底细胞活性增加。在治疗区，胶原纤维出现透明变性，呈更粗、更紧密、水平排列的胶原束。并且见到弹力纤维改善的表现，以及微循环的变化[3]。

该技术有一些有益效果。皮肤表面光滑和改善。治疗愈合过程产生新的皮肤细胞，看上去感觉更平滑。并且，由于没有角质层作为屏障，药物性霜剂和乳液更有效，因为有效成分吸收更多更好[4,5]。

设备

所有专业性微晶磨皮机基本上具有 4 个主要组件：

（1）真空抽气泵。

（2）管子。

（3）棒或机头。

（4）晶体或钻石头。

抽气泵是微晶磨皮机的发动机，发挥两个方面的功能。负责通过管子抽晶体到皮肤上。一旦微晶磨皮晶体被使用过，抽气泵将晶体从皮肤上吸走，将晶体放在一个储存器内，随后晶体被处理掉。管子是晶体通过磨皮机行进到机头的通道。机头被连接到管的末端部，是机器的组成部分，专业人员握着机头实施微晶磨皮治疗。微晶磨皮棒通常由钢或玻璃制成。棒的顶部是接触患者皮肤的部分。微晶磨皮晶体被以高速吸到皮肤以剥去皮肤角质，然后被吸走和处理掉。

微晶磨皮机如何工作

微晶磨皮的机械技术采用惰性微晶粒的流动，通过一个受控制的逐渐升级的真空泵轻轻剥蚀皮肤。微晶颗粒在抽吸下从一个容器中被吸引，通过机端的一个小孔经过皮肤。同时，皮肤在真空压力下被吸引到机头，而微晶颗粒则穿过该区域。大多数机器的机头顶端采用 4 ～ 6 mm 孔径。然后死亡的皮肤细胞和微晶颗粒一起被收集在一个容器中丢弃。微晶颗粒流动率和真空抽气压力决定皮肤与颗粒的接触量。

一些机器允许增加速率和速度，在这种情况下输送的微晶颗粒产生更彻底的治疗，这在某些情况下可能是需要的。一般情况下，最强大的微晶磨皮机仅仅用于治疗瘢痕严重的患者，并且只由皮肤科医生使用。在美容中心，不是很强大的仪器适合绝大多数情况，这些被称为美容师级别的微晶磨皮机。

微晶磨皮机的类型

微晶磨皮机的 2 种主要类型。

(1) 水晶微磨皮机。

(2) 钻石微磨皮机或无晶体微磨皮机。

水晶微磨皮机

微晶磨皮机的水晶是微晶磨皮机治疗过程的关键成分，其引起面部或身体皮肤去角质。水晶颗粒灌入安装在晶体微磨皮设备上的盒子或水晶罐内。当机器启动时，磨皮水晶颗粒从盒子输送入磨皮管、机头和开口，直至它们与皮肤接触。然后磨皮水晶颗粒被吸入回到机器，并且被存储到另外的盒子或残留水晶瓶内待处理。

可以用于微晶磨皮机的水晶颗粒有四类。

(1) 氧化铝。

（2）碳酸氢钠。

（3）氯化钠。

（4）氧化镁。

氧化铝微晶磨皮水晶颗粒

氧化铝是微晶磨皮机最常用的晶体。虽然氧化铝可呈多种颜色，包括红色和绿色，但磨皮中应用的几乎都是白色（图 10.1A ~ C）。已知氧化铝晶体或刚玉晶体有以下几项特殊品质，这对于微晶磨皮特别好。

硬：氧化铝是已知最硬的材料之一，仅次于钻石。因为强到足以摧毁皮肤而不产生碎片，很适用于微晶磨皮。

粗：磨皮用的氧化铝晶体有粗糙的锯齿状表面，非常适合研磨和去除皮肤角质的顶层。

便宜：氧化铝微晶磨皮晶体很便宜，容易大量购买。

轻：由氧化铝制成的微晶磨皮水晶较其他金属晶体要轻很多。意味着这些晶体可以通过微晶磨皮机发挥摧毁作用而无需施加太大气压。

虽然最近在微晶磨皮行业有些关于氧化铝安全性的争论，但传统观念一直认为这些微晶磨皮水晶是安全的，因为他们无毒，并且不存在与皮肤发生化学反应的可能性。用氧化铝微晶磨皮水晶相关的主要危害是，可能意外吸入导致某些暂时性呼吸道问题。要记得的重要一点是，只有

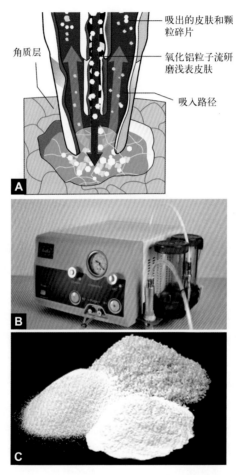

吸出的皮肤和颗粒碎片

角质层

氧化铝粒子流研磨浅表皮肤

吸入路径

图 10.1A ~ C （A）水晶微磨皮的原理；（B）水晶微磨皮机；（C）氧化铝微晶颗粒

与微晶磨皮水晶长期接触的人会有这些埋怨。通过皮肤保健专业人员采取预防措施，如戴口罩、手套等可以避免风险。经受少数微晶磨皮治疗的患者，不必担心这些风险。有慢性呼吸道问题的患者可以给予无水晶颗粒的微晶磨皮治疗。

碳酸氢钠微晶磨皮晶体

碳酸氢钠微晶磨皮晶体有以下多个优点。

有机：碳酸氢钠磨皮晶体是有机的，意味着这些晶体被处理后可自然分解，对环境有益。

水溶性：碳酸氢钠制成的微晶磨皮晶体是水溶性的。所以微晶磨皮治疗后任何粘在表面的晶体都可以简单地被洗掉。

中性 pH 平衡：微晶磨皮晶体的中性 pH 平衡不会刺激皮肤。事实上，碳酸氢钠具有舒缓作用，可以使皮肤感觉更好。

在各种类型的微晶磨皮晶体之间没有明确的比较研究，不可能说哪一种更好。

然而，其他的金属晶体不像氧化铝晶体那样有磨蚀性。因为硬，氧化铝晶体更适合强的微晶磨皮治疗，如痤疮瘢痕。

微晶磨皮晶体大小的选择

在应用微晶磨皮晶体方面，尺寸大小是另一个重要因素。100 ~ 120 μm 的晶体被认为对微晶磨皮是好的。磨皮晶体越大，微晶磨皮剥蚀过程越苛刻。因此，为了取得痤疮瘢痕的较深剥蚀作用，可应用较大的晶体颗粒。

钻石微晶磨皮

钻石微晶磨皮依赖布满细小钻石微晶磨皮头而进行皮肤剥脱。当钻石微晶磨皮机的头接触皮肤时，研磨去掉皮肤顶层。然后微晶磨皮机将疏松的死亡皮肤细胞从面部移掉。除此之外，钻石微晶磨皮和晶体微晶磨皮剥脱术过程是完全相同的，操作者用磨皮棒在每个区域皮肤上通过 3 次。钻石无晶体微晶磨皮机的一个优点是，死亡的皮肤细胞积累在一个过滤棉上，在结束时操作者可以看到从皮肤上切下的组织。

钻石微晶磨皮机的头部

钻石微晶磨皮机的头部由成千上万颗均匀微小的金刚石颗粒组成。钻石微晶磨皮机附带一系列大小不等的头部（图 10.2A ~ D）。根据患者个体皮肤情况采用适合的钻石微晶磨皮机头部：

• 100 用于粗糙皮肤。

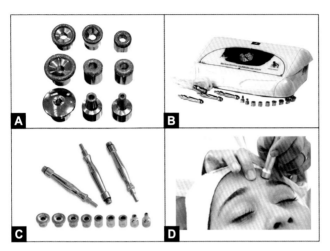

图 10.2A ～ D （A）适合微晶磨皮的钻石头头；（B）钻石微晶磨皮机；
（C）微晶磨皮机的头；（D）钻石微晶磨皮剥脱

- 200 用于正常皮肤。

- 300 用于敏感性皮肤。

钻石微晶磨皮机带 2 ～ 9 种不同的钻石头部。这些头
部不是一次性的，意味着不同治疗之间需非常小心地清洁
消毒。钻石头用蒸气、酒精或紫外线消毒。

与晶体微晶磨皮机相比，钻石微晶磨皮机体积小，维
护费低。缺点是，由于治疗头并非一次性的，如果治疗头
不彻底清洁和消毒，有传播感染的风险。

适应证

如同所有的美容技术程序，选择合适的患者是必需的。对于表浅的皮肤疾病，微晶磨皮术是非常有效的，因为它产生一种表浅性损伤[6]。其唯一真正的停工时间是治疗本身的时间，非常适合生活忙碌的患者。即使是应用其他重塑皮肤表面技术可能有更多并发症的Ⅳ～Ⅵ型Fitzpatrick皮肤患者，可能有相对安全的治疗。

- 表浅性痤疮瘢痕。
- 粉刺。
- 粗大毛孔。

除了表浅性痤疮瘢痕，还可改善：

- 浅皱纹、轻微光老化、老年斑。
- 炎症后色素沉着。
- 妊娠纹。

禁忌证

微晶磨皮术的禁忌证和其他重塑皮肤表面技术相似。相对并发症包括：

- 活动性单纯疱疹。
- 皮肤恶性肿瘤。

- 瘢痕疙瘩。

- 活动性痤疮。

- 活动性酒糟鼻。

- 疣。

- 糜烂和溃疡。

- 开放性切口或伤口。

- 湿疹。

- 银屑病。

- 红斑狼疮。

- 未控制的糖尿病。

- 不断发展的皮肤病和某些角化病。

- 血管性病变。

- 在将被治疗的区域的近期（6 周内）手术。

- 近期化学剥脱或其他重塑皮肤表面治疗。

在微晶磨皮前应该治疗活动性单纯疱疹、疣和其他病变。

局限性

微晶磨皮产生表浅的剥蚀，主要在表皮，所以这个治疗过程对较深的痤疮瘢痕无效。但是，对于浅的皱纹和比较表浅的瘢痕，微晶磨皮是一种有效的治疗，风险最小，复原快速。

患者也需要为未来的治疗次数和频率做准备。如果患者不愿意承担一个系列的治疗，他们不可能看到显著的结果，因此不会对结果感到满意。采用微晶磨皮治疗后皮肤可能会有一些收紧，面部轮廓不受显著影响（即下颌下垂、面中部下垂、颈部松弛）。

注意事项

任何皮肤表面重塑前应咨询解决患者的关注和期待。仔细评估患者的皮肤质量，活动性痤疮，或其他皮肤感染。深的瘢痕和皱纹必须与表浅者区别，因为有效治疗较深的皮损需要更深的损伤。如果患者有任何重要的即将发生的事件，考虑这些信息以便让任何重塑皮肤表面换肤治疗有足够的恢复时间。治疗程序的局限性和结果的局限性，应清楚地解释。

术前准备

除非必要，无需术前准备。操作前进行皮肤清洁，清除所有化妆品和油脂。无需外用或局部麻醉。取下隐形眼镜，戴上防护眼镜以防止被飘浮颗粒损伤。为了预防飘浮颗粒进入眼睛，保护眼睛十分重要的。

技术

微晶磨皮的关键技术是，将皮肤放在张力下以取得一个有效的真空。通常，用非优势手伸展治疗区，优势手引导机头取得此效果。治疗颈部时，颈部处于伸展位置，有助皮肤张力。

按照要求调节晶体流压力和吸引力。机头在治疗区域单一、平稳地活动。通常第 2 次移动的方向与首次移动的治疗方向垂直。较厚的皮肤，如额、下颌、鼻，可更积极地治疗（即调节机头移动速度或通过次数）。治疗更薄皮肤时，即上颊部和颈部，要降低压力。治疗颈部时要所有划动垂直方向。治疗间，清洗掉脸部任何残留的晶体。治疗终点是红斑（图 10.3）。特殊区域，如痤疮瘢痕或老年斑，可增加通过次数以便局灶性地更加积极地治疗。对于面部和颈部，一般治疗过程要持续 30 ~ 40 分钟。

所需要的是至角质层水平的部分性皮肤剥蚀。治疗痤疮瘢痕时，需要更攻击性的治疗以达到真皮乳头层。剥脱程度由真空压力、晶体颗粒流动、每次通过的速度和运动以及在皮肤某一区域的通过次数决定。反复通过一个区域，或者在一个区域有过长的接触时间，可导致点状出

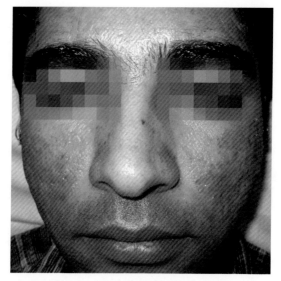

图 10.3　微晶磨皮治疗所需终点的红斑

血、出血斑和瘀肿。真空压力（负压）与颗粒流成反比，并且压力随制造商不同。随着真空压力增加，出血和瘀斑的风险也增加。

术后护理

彻底清洗治疗区以去除任何残留晶体。应用冷敷平静和舒缓治疗后皮肤。红斑通常在治疗后几小时内消退，但是患者几日内可能有一种轻度晒伤样的感觉。因为光敏感性可能增高，防晒霜应充足使用。

随访

有效微晶磨皮治疗一般需要 5 ～ 12 次。尤其对于痤疮瘢痕，系列治疗可显著延长。起初，治疗为每周或每 2 周 1 次，进行几次治疗，随后根据患者情况，每月 1 次或 1 年 2 次进行维持治疗。

微晶磨皮的效果可与医学局部皮肤治疗形式相结合而增强。微晶磨皮的常用辅助包括维甲酸、α- 羟基酸、视黄酸和外用维生素 C。易发生色素沉着的患者，在治疗间应用氢醌是有用的。大量应用防晒剂和保湿剂，也是有益的。治疗后，这些产品有助于解决去角质和光敏感。长期益处包括减少光损伤和光老化，以及改善皮肤水分。

并发症

微晶磨皮较突出的优点是相对缺乏并发症。

在应用的早期，有报道指出眼睛发红、畏光和眼科医生检查后漏泪。检查发现结膜充血、晶体颗粒黏附于角膜和表浅点状角膜病变。采用眼睛保护实质上消除了眼睛并发症，但是飘浮的晶体颗粒所致的角膜损伤仍然是一个理论性风险。

治疗后红斑常在数小时内消退，患者迅速恢复日常活动。虽然在理论上，当产生任何皮肤损伤时瘢痕形成都是有可能的，但是没有报告记载微晶磨皮瘢痕形成。微晶磨皮仅仅扩展至表皮，所以损伤深度非常表浅。这一事实即是它的优势，也是它的局限性。表浅损伤意味着迅速痊愈和康复，风险小；然而，只有表面皮肤问题，如细纹和浅瘢痕才可治疗。

小结

综上所述，微晶磨皮治疗痤疮瘢痕的成功率受 4 个主要因素的影响：痤疮瘢痕的大小、位置、数量和深度。由于微晶磨皮是通过浅的皮肤表面剥脱而发挥作用，对治疗表浅性痤疮瘢痕有效。为了去除较深的冰锥状瘢痕和其他萎缩性瘢痕，需要与其他痤疮瘢痕治疗方法结合。

-------------------- 参·考·文·献 --------------------

[1] Spencer JM. Microdermabrasion. Am J Clin Dermatol. 2005; 6: 89- 92.
[2] Freedman BM, Rueda-Pedraza E, Waddell SP. The epidermal and dermal changes associated with microdermabrasion. Dermatol Surg. 2001; 27: 1031-4.
[3] Karimpour DJ, Kang S, Johnson TM, et al. Microdermabrasion: a molecular

analysis following a single treatment. J Am Acad Dermatol. 2005; 52: 215-23.

[4] Lee WR, Shen SC, Kuo-Hsien W, et al. Lasers and microdermabrasion enhance and control topical delivery of vitamin C. J Invest Dermatol. 2003; 121 (5): 1118-25.

[5] Rajan P, Grimes PE. Skin barrier changes induced by aluminium oxide and sodium chloride microdermabrasion. Dermatol Surg. 2002; 28: 390-3.

[6] Tsai RY, Wang CN, Chan HL. Aluminum oxide crystal microdermabrasion: a new technique for treating facial scarring. Dermatol Surg. 1995; 21: 539-42.

第十一章 激光和光设备

概　要

- 点阵分数 CO_2 和点阵分数铒：YAG 激光对于萎缩性痤疮瘢痕是最有效的。
- 点阵分数非剥脱性激光对轻度萎缩性瘢痕也有效，需要较短停工时间，但需多次治疗以产生明显的反应。
- 理想的是，激光应与其他方法，如皮下分离和皮肤瘢痕化学重建技术联合以产生最佳效果。

引言

痤疮瘢痕是临床工作中一个常常遇到的问题。虽有大量可用的方法，但似乎没有单一办法对所有患者有效。痤疮瘢痕的类型和严重程度很重要，因为有助于选择最好的治疗方法或治疗组合，以在同一例患者产生最佳的效果。

在过去的 10 年，激光和光设备领域取得了迅速的技术进步，可提供更好和更安全的治疗。表 11.1 列出了用于治疗痤疮瘢痕的激光和光设备。激光皮肤表面重塑包括应用切除性、非切除性和点阵切除技术设备。这 3 种方法在热损伤的方式、不同程度的疗效、停工时间和副作用方面差别很大。

表 11.1　用于治疗痤疮瘢痕的激光和光设备

激光、光设备和波长	色基和作用模式	临床应用
CO_2 激光 10 600 nm 烧蚀和分数点阵 CO_2	水，非选择性组织烧蚀，热损伤和胶原收缩	4 级萎缩性和肥大性瘢痕
铒（Er）：YAG 2 940 nm 烧蚀和分数点阵 Er：YAG	水，非选择性烧蚀，最小热损伤	2～3 级萎缩性和肥大性瘢痕
铒：玻璃 1 540/1 550 nm 非烧蚀性点阵激光	水，非烧蚀性，真皮热损伤柱	1～2 级萎缩性和肥大性痤疮瘢痕
1 320/1 440 nm 非烧蚀性点阵激光	水、非烧蚀性，真皮热损伤柱	1～2 级萎缩性和肥大性痤疮瘢痕
脉冲染料激光 585 nm	选择性光热解；氧合血红蛋白	增生性瘢痕和瘢痕疙瘩
强脉冲光	选择性光热解；血红蛋白，黑色素	增生性瘢痕，红斑性和色素性黄斑瘢痕
钕（Nd）YAG 1 064 nm	血红蛋白、水	1 级萎缩性瘢痕
二极管 1 450 nm	水	1 级萎缩性瘢痕

Manstein 等[1]2004 年引入的点阵激光技术，同先前的常规切除方法（CO_2 和铒：YAG 激光）相比有更大的优势。

虽然切除性烧蚀激光有组织消融和热变性深度可预测性的优点，但是传统的切除性激光皮肤表面重塑换肤有若干缺陷，如需要有效的麻醉、长的停工时间、色素沉着的风险和瘢痕形成，尤其较深色皮肤。需要严密的术后护理，长时间的红斑和治疗后需要长时间避免日光照射是其另外的缺点。点阵激光的开发是为了克服这些缺点[2]。

原理

Anderson 和 Parrish[3] 假想的选择性光热解作用原理，形成最常应用的痤疮瘢痕治疗激光和光仪器设备的基础。根据该理论，当以足够的能量使用选择性地被目标发色体吸收的波长时，在等于或短于靶的热松弛时间的脉冲持续时间内，热损伤选择性地限制在靶上，而没有产生附带热损伤。

点阵激光机在微观柱中提供光，保留柱之间正常皮肤，产生一系列微热带区（MTZs）。造成热损伤小柱。点阵激光机在表皮和真皮产生热损伤微柱，达到 300 ～ 400 μm 的深度，在皮肤表面的一小部分呈规则的空间微柱列。与去除整个表皮和部分真皮的消融性表面重建不同[4]。

因此，点阵分数光热解意味着，诱导一小部分或一柱皮肤的热变性，使正常皮肤区不受影响，故正常皮肤迅速地增生填充消融的柱列。垂直柱列的数量、大小和深度是可以改变的，依据所使用的机器类型、波长、能量密度和重复堆叠数或激光机而定。单次治疗中，平均15% ~ 25%的皮肤表面被治疗。由此产生的真皮-表皮碎片借助表皮消除现象通过损伤微热区而被消除。此外，变性的真皮材料掺入微观表皮坏死碎片（MENDs）的柱列，并向上穿透表皮，最终通过角质层剥脱（图11.1）。

与烧蚀激光表面重塑相似，热消融组织的区域由成纤

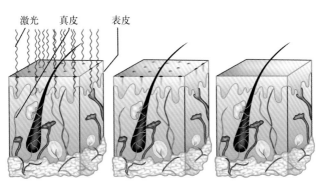

图 11.1 点阵分数二氧化碳激光的原理

维细胞衍生的新生胶原形成，并由表皮干细胞增殖重新填充。

因为涉及皮肤的主要部分不受影响，愈合很快，缩短了治疗时间。以后每次治疗中，这样小部受到治疗，经 3 ~ 6 次治疗，每两次之间的间隔期为 4 周，治疗完成。

点阵分数激光技术有烧蚀性和非烧蚀性，两种技术均已经有几种应用，包括痤疮瘢痕[5]。

虽然，烧蚀激光表面重塑仍然是金标准，点阵分数激光和非烧蚀切除激光由于增强的安全性和缩短的停工时间，以及可以接受的临床效果，越来越流行。缺点是，与单次全面部激光表面重塑换肤比较，为取得一个满意结果需要多次治疗。

烧蚀性 CO_2 激光换肤

CO_2 激光波长 10 600 nm，其目标发色团是细胞外和细胞内水。这种治疗是侵蚀性的，但保持在 20 ~ 30 μm 的特定深度，热损伤为 50 ~ 150 μm。除了实现表皮和一部分真皮的完全消融切除，治疗通常是不出血的。除了切除外，还可能通过该手术刺激胶原。其用途主要是治疗肥大性瘢痕、棚车状瘢痕（主要指浅的）和效果较差的瘢痕疙瘩。早至 2 周时间可见改善，但由于伤口痊愈期，可持续超过 18 个月。单次治疗通常足够。术后恢复时间一般为 1～3 个月。副作用包括可见痊愈久、长时间的红斑、湿疹、色素沉着或色素减退、粟丘疹、痤疮、囊肿、感染、毛细血管扩张或另外的瘢痕。因为长休息时间和在深色皮肤的色素变化，烧蚀切除性 CO_2 激光表面重塑换肤现在少用，并且应避免。

铒：YAG 激光表面重塑换肤

在波长 2 940 nm，铒：YAG 激光在水中吸收比 CO_2 激光大 16 倍。用 Er：YAG 激光治疗比 CO_2 激光温和，但穿透比较表浅，引起较小的附带热损伤，愈合较快。对于皮肤重塑和胶原刺激作用，铒：YAG 激光比 CO_2 激光效果弱，是其缺点。铒：YAG 激光可以有短脉冲、可变脉冲和双脉冲模式。对于肥大性瘢痕、表浅栅车状瘢痕和轻度滚动状瘢痕，是有用的。副作用包括水肿、红斑、延迟愈合、痤疮、色素沉着或色素减退、粟丘疹、感染或瘢痕[6]。

烧蚀点阵激光换肤

点阵 CO_2 激光

点阵 CO_2 激光治疗皮肤的柱列微观区，在治疗区之间留下不受影响的正常皮肤岛。之间的正常皮肤允许快速表皮细胞再生，从而最大限度地减少停工时间和副作用。CO_2 激光器可用计算机化扫描仪，其允许调制点数、点之间的空间、每点传送的能量以及扫描图案或冲压手柄，产生 7×7 网格像素或每平方厘米 49 个像素的点（图 11.2）。用冲压机头，在相同位置可进行多次堆积，或者通过多次操作以覆盖整个区域。治疗通常 1 个月进行 1 次，共 2 ~ 5 次。点阵分数 CO_2 激光用于治疗轻至中度痤疮瘢痕，包括滚动状瘢痕和栅车状瘢痕 [7]（图 11.3A ~ B）。最

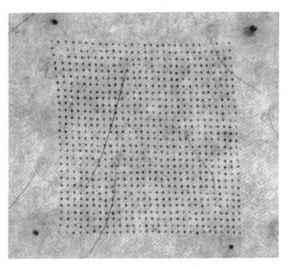

图 11.2　冲压机头后的印记

近报道了一种较新的改良方法，即 CO_2 激光在瘢痕的局灶应用 [8]。

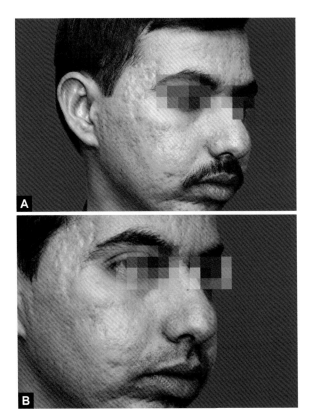

图 11.3A ～ B （A）4 型男性患者的严重痤疮瘢痕；（B）5 次分数 CO_2 激光治疗后改善良好

用点阵激光可以与其他技术相结合以增强疗效和结果，如皮下分离、微针术、三氯乙酸皮肤瘢痕化学重建、三氯乙酸点剥脱、组织填充、化学剥脱和微晶磨皮。

点阵分数铒: YAG 激光

非烧蚀性点阵分数铒: YAG 激光对较暗皮肤是安全的，但在患者身上观察到的临床改善往往是微不足道的。分数烧蚀激光已被证明是治疗痤疮瘢痕安全有效的选择，即使是对有色皮肤患者[8]（图 11.4A ~ B）。

铒: YAG 激光波长 2 940 nm，被组织水高度吸收。点阵分数铒: YAG 激光已被开发将激光索分裂成微束，即允许在每平方厘米 7×7 和（或）9×9 点的网格进行碎片治疗。7×7 头用于瘢痕治疗，而 9×9 头用于早期治疗。

治疗传送可通过执行多次或堆叠脉冲，从而提高穿透深度和诱导胶原重塑。使用的堆叠数量取决于组织结构、皮损形态（痤疮瘢痕、肥大性瘢痕或皱纹）和期望的穿透水平，即堆叠数越多穿透越深。激光可以使用短（1 毫秒）、中（1.5 毫秒）或长（2 毫秒）脉冲式。对于痤疮瘢痕的点阵分数激光治疗，在治疗期间选择长脉冲式。一般来说，进行多次治疗（平均 5 次），治疗之间隔 4 周（图 11.5A ~ B）。

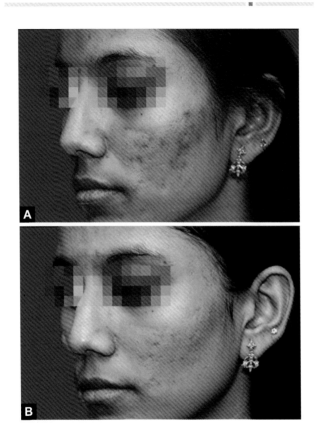

图 11.4A ～ B （A）治疗前的黄斑性痤疮瘢痕和浅的栅车状瘢痕；（B）5次点阵铒分数激光治疗后显著改善

非烧蚀性激光

治疗较暗肤色的患者，烧蚀性激光有些风险。为了克

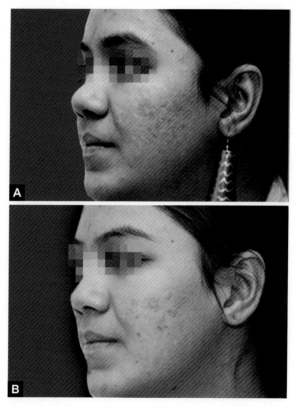

图 11.5A ～ B （A）4 型皮肤的痤疮瘢痕；（B）4 次点阵铒：YAG 激光治疗后的痤疮瘢痕

服这些局限性，多种不同波长的非烧蚀激光设备被开发，为有色皮肤提供较安全的治疗。这些设备产生选择性热刺激真皮胶原，而保留表皮。这些激光还应用冷却技术保护表皮免受热损害。因为这些治疗模式侵袭性较小，对于轻度滚动状瘢痕、表浅萎缩性瘢痕比对冰锥状瘢痕、棚车状瘢痕和瘢痕疙瘩更合适。

非烧蚀点阵分数铒玻璃激光

点阵分数铒玻璃激光是 1 540 nm 或 1 550 nm 的玻璃纤维激光，产生的 1 ~ 30 mJ 的亚烧蚀激光脉冲[9]。铒玻璃激光波长穿透到真皮乳头层，诱导新胶原形成和皮肤收紧。发色团处是组织水，黑色素吸收最少。每次通过的脉冲固定模式可以用扫描器计算机化机头的协助沉积。金属光纤光缆将激光传送到手持机头。一次性头部的一个蓝宝石窗口通常接触皮肤，被编程为允许使用 100 分钟。这有助于防止此头部由于在皮肤接触期间的反复激光曝光或机械性损伤导致的光学特性退化。治疗 1 个月重复 1 次，需 4 ~ 5 次，结果痤疮瘢痕改善 20% ~ 30%[10]。

脉冲颜料激光

585 nm 脉冲颜料激光（PDL）最适合肥大性瘢痕和瘢痕疙瘩的治疗。该激光靶向瘢痕的血管和红斑，由于氧合血红蛋白的极佳吸收，最适合治疗不满 1 年的瘢痕[11]。由于黑色素竞争较少，该激光更适合Ⅰ～Ⅲ型 Fitzpatrick

皮肤患者。有益效果是由于血管减少和刺激胶原生产。Dierickz[11] 应用脉冲颜料激光治疗了 15 例红斑性色素沉着性瘢痕，并重复，平均治疗 1.8 次，改善率为 77%。

1 064 nm 钕：YAG 激光

1 064 nm 波长黑色素吸收差，血红蛋白吸收较高，允许治疗血管性病变、肥大性瘢痕和瘢痕疙瘩。作用机制和效果与脉冲颜料激光治疗相似。该激光可用于治疗红斑性痤疮瘢痕、肥大性瘢痕和瘢痕疙瘩。研究显示，此激光对于轻度至中度萎缩性痤疮瘢痕有用。4 ~ 6 周治疗 1 次，共 5 次。组织病理学上，钕：YAG 激光治疗后可见真皮胶原增多。Keller 等 [12] 报道，应用非烧灼激光 1 064 nm 钕：YAG 治疗 9 例患者，痤疮瘢痕改善为 100%。平均改善为 29.36%，89% 的患者有大于 10% 的改善。

1 320 nm 钕：YAG 激光

该激光的黑色素吸收差，可见到深真皮乳头层和网状真皮中部的效果。1 320 nm 钕：YAG 激光有较深的穿透力和对组织水的良好亲和力。多次治疗后，组织病理学上见到真皮重塑和新胶原形成 [13]。

在 32 例患者的研究中，62% 对治疗满意，并且在 6 次治疗结束时，31% 皮肤质地改善（图 11.6A ~ B）[13]。

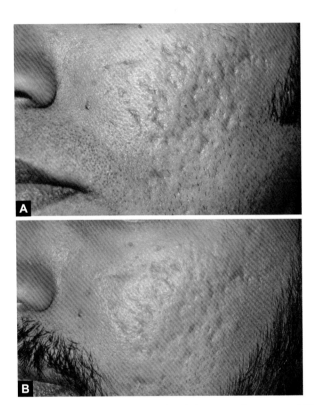

图 11.6A ～ B （A）治疗前的中度痤疮瘢痕；（B）4 次 1 320 nm 点阵非烧蚀性激光治疗后

1 450 nm 二极管激光

与 1 320 nm 和 1 064 nm 钕：YAG 激光相似，1 450 nm

二极管激光也靶向组织水，产生非烧蚀性的效应，具有真皮加热和胶原重塑的作用。由于这些效果，该激光可以用来治疗萎缩性和肥大性痤疮瘢痕。在一项 split-face 研究中，11 名受试者用 1 450 nm 二极管激光治疗。面部的一半接受单次通过、接连叠加的双脉冲。另一半接受通过 2 次的单脉冲治疗。由于耐受问题，设置 11 J/cm^2 或更低。83% 的患者整体痤疮瘢痕改善[14]。

强脉冲光器

强脉冲光器（IPLs）为多色的、非相干的强脉冲光器，其使用截止滤光片缩小波长以靶向皮肤中的特定结构。脉冲持续时间、脉冲之间的间隔和能量（焦耳）可以变化，以微调该系统，选择性的治疗血管、色素病变、毛发减少、痤疮等。组织病理学研究显示，4 ～ 5 次系列治疗后伴成纤维细胞数量增加的乳头层真皮纤维化增加[15]。强脉冲光器可以用来治疗萎缩性或凹陷性痤疮瘢痕，以及肥大性瘢痕。治疗肥大性瘢痕，强脉冲光器可以是脉冲颜料激光的好的替代。与脉冲颜料激光相比，强脉冲光器较少产生紫癜，但在治疗期间可能引起较大的不适（图 11.7A ～ B）。

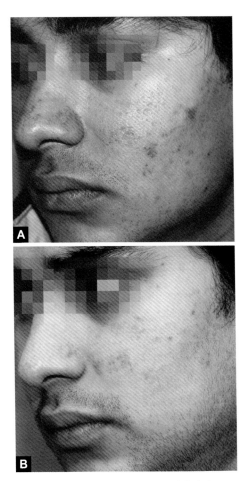

图 11.7A ～ B （A）红斑性黄斑性瘢痕和栅车状瘢痕；（B）4 次强脉冲光和 5 次点阵铒：YAG 激光治疗后瘢痕显著改善

患者选择和术前护理

- 细致地评估和咨询患者。
- 获得详细的知情同意书。
- 询问单纯疱疹病史。
- 排除禁忌证（表 11.2）。

表 11.2　激光疗法的禁忌证

- 免疫功能低下状态的病史
- 活动性全身性疾病，可能会妨碍伤口愈合
- 局部活动性或全身性感染
- 结缔组织疾病
- 妊娠和哺乳期
- 对治疗必须使用到的各种药物的过敏史
- 活动性银屑病或白癜风
- 不切实际的期望
- 恐惧身体形态的疾病

- 应该通知患者关于治疗的性质、步骤、预期结果以及可能需要多次治疗。

- 患者应该有切合实际的期望，治疗只能改善痤疮瘢痕，并不能完全消除。

- 治疗次数取决于痤疮瘢痕的类型和深度，以及所用的仪器。平均需要 4 ~ 6 次治疗以取得满意结果。

- 拍摄前面和两侧面的照片。

- 按照痤疮瘢痕的类型和患者皮肤的类型选择激光（表 11.3）。

表 11.3　不同类型痤疮瘢痕推荐的治疗选择

瘢痕类型	应用的激光和光设备	组合和其他选择
红斑性黄斑性瘢痕	强脉冲光和脉冲颜料激光	微晶磨皮和化学剥脱可能有帮助
痤疮性黑色素沉着斑	强脉冲光，烧蚀点阵激光	可以结合化学剥脱作辅助
萎缩性滚动状瘢痕或表浅棚车状瘢痕	烧蚀性和非烧蚀性点阵激光，非烧蚀性中红外激光	可以结合化学剥脱、皮肤微针术
明显滚动状、深棚车状瘢痕和冰锥状瘢痕	烧蚀性和非烧蚀性点阵激光，激光皮肤表面重塑	皮下分离、皮肤瘢痕化学重建技术、微针术可加入治疗方案
肥大性瘢痕和瘢痕疙瘩	脉冲颜料激光，强脉冲光	病灶内使用类固醇、5-氟尿嘧啶

- 对深色皮肤患者建议进行斑片试验：治疗是安全的并可耐受的，甚至是较暗肤色的患者，但是对具有色素异常风险的患者最好谨慎，建议做测试点。

- 有唇疱疹病史的患者计划接受激光皮肤表面重塑，应该接受预防性口服抗病毒疗法。阿昔洛韦、泛昔洛韦或伐昔韦应该在治疗前 1 天开始，术后继续 5 天。

• 给有面部皮肤细菌感染病史的患者处方口服抗生素，如双氯西林或阿奇霉素，减少继发性细菌感染的机会。

• 预先引发：治疗较深肤色的患者时，应该在开始治疗前适当用防晒剂和亮肤剂至少4周。

• 异维甲酸：先前认为，患者接受激光治疗前至少6个月应该停用异维甲酸。这个建议是基于先前报道的应用更侵入性和烧蚀性激光手术，如磨皮和氩激光之后，瘢痕疙瘩形成和非典型瘢痕形成。这种观念正在改变，特别是关于功能性激光器。患者可以在监督下继续使用异维甲酸。

• 妊娠：怀孕是激光皮肤表面重建的一个禁忌证。

麻醉

多数烧蚀性和非烧蚀性激光治疗是在局部麻醉下进行的，术前涂利多卡因和丙胺卡因的混合物封闭60分钟。作为一种替代，冷空气可用来减少不适[16]。

术后护理

需要很少的术后护理。术后应立即使用冰袋，可能需要润肤和保湿，直到上皮再生完成。手术后应尽快开始防晒剂和光保护，每天勤用。如果红斑和水肿持续，可给予弱的外用类固醇处方。术后通常不必用抗生素。

并发症（表 11.4）

在一般情况下，激光的副作用是很小的、暂时性的。轻度红斑、水肿和脱皮是常见的并发症，可通过防晒和保湿处理。然而，当应用侵入性剂量或较多堆叠数时，副作用常确实发生，尤其在深色皮肤患者（表 11.4）。点阵烧蚀激光较点阵非烧蚀激光更可能产生副作用[16]。

表 11.4 激光 / 强脉冲光治疗的并发症

轻度
• 红斑和水肿
• 痤疮样皮疹
• 粟丘疹
• 延迟性紫癜
• 浅表糜烂
中度
• 持久性红斑
• 细菌性感染
• 单纯疱疹激活
• 炎症后色素沉着和色素减退
重度
• 肥大性瘢痕
• 睑外翻形成

红斑：术后红斑一般是轻度的，持续 2 ~ 3 天，也可长达 1 周。当点阵分数激光治疗中采用较高通量并使用多

次堆叠时，可有更长时间的红斑和线性擦伤，常观察到持续长达 3 ~ 4 周 [17]（图 11.8）。

水肿：治疗后水肿与机器和患者有关。一般患者经历水肿 1 ~ 3 天，有些患者可持续 1 周。应用较高通量，水肿风险也增加。治疗后第 1 个 24 小时，通过间隔 10 分钟应用冰敷水肿可治疗。有些医生主张治疗后外用或短程全身类固醇治疗。

瘀斑：偶尔可以见到瘀斑，尤其是应用较高通量的眶

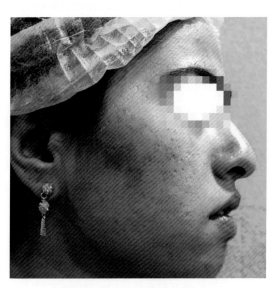

图 11.8　点阵铒：YAG 激光治疗后持续性红斑
（感谢 Shehnaz Arsiwala 医生，孟买）

周区域[18]。这种瘀斑通常 3 天后延迟发生。建议术后早期避免使用非类固醇抗炎药、阿司匹林和其他血液稀释剂以减少这些患者发生紫癜的风险。建议患者避免摩擦或搔抓治疗过的皮肤，因在治疗后早期皮肤脆弱性增加。

炎症后色素减退或色素沉着：虽然色素沉着的发生率明显少于烧蚀性激光，但是可能发生于深色皮肤的患者，尤其有炎症后色素沉着或黄褐斑病史的患者（图 11.9）。在这些患者应用较高通量或多次堆叠时应多加小心。建议

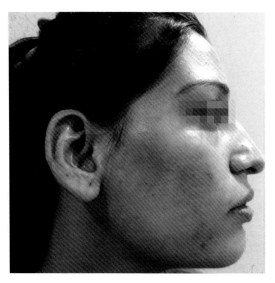

图 11.9　点阵铒：YAG 激光治疗后的炎症后色素沉着
（感谢 Shehnaz Arsiwala 医生，孟买）

用亮肤剂和严格日光防护的预防性 2 周预先引发。色素减退少见，当发生时治疗困难。

细菌感染少见，但曾报道见于 0.1% 的患者[20]。

短暂性痤疮样皮疹和粟丘疹可能发生[21]。可以应用抗生素以预防痤疮样皮疹爆发（图 11.10）。

曾报道，使用点阵 CO_2 激光颈部年轻化治疗后肥大性瘢痕相对少见[22]。治疗后 2 ~ 4 周局部红斑和硬结是潜在

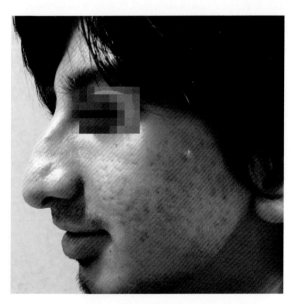

图 11.10 铒：YAG 激光治疗后的痤疮样皮疹毛囊炎
（感谢 Shehnaz Arsiwala 医生，孟买）

瘢痕形成的最初迹象。颈部是容易发生这种瘢痕的区域。手术后伤口感染、接触性皮炎、瘢痕疙瘩倾向是其他的潜在危险因素。

瘢痕性睑外翻是一种罕见的，但潜在的严重并发症，曾报道于点阵 CO_2 激光治疗后发生[23]。

小结

一系列的治疗方案可用于痤疮瘢痕的治疗，但没有一个是单一有效或完全有效的方法。治疗需要根据瘢痕的类型和严重程度而个体化，医生和患者的目标是改善而不是消除瘢痕。烧蚀性激光有较高的副作用发生率，尤其在较深肤色的患者，而非烧蚀性激光技术效果轻微和缓慢。点阵分数激光技术比以前的传统烧蚀性方法有更大的优势，这些点阵分数激光正因为其良好的副作用情况、缩短恢复时间和良好的临床疗效而流行。很多时候可能需要多种治疗方式以提供最佳的结果。为取得一个良好的效果必需适当选择患者、术前咨询和预先引发患者。

-------------------- 参·考·文·献 --------------------

[1] Manstein D, Herron GS, Sink RK, et al. Fractional photothermolysis: A new concept for cutaneous remodeling using microscopic patterns of thermal injury.

Lasers Surg Med. 2004; 34: 426-38.

[2] Sindy HU, Min-chi chen, mei-Ching L, et al. Fractional resurfacing for the treatment of atrophic facial acne scars in asian skin. Dermatol Surg. 2009; 35 (5): 826-32.

[3] Anderson RR, Parrish JA. Selective photothermolysis: precise microsurgery by selective absorption of pulsed radiation. Science. 1983; 220: 524-7.

[4] Hantash BM, Bedi VP, Sudireddy V, et al. Laser-induced transepidermal elimination of dermal content by fractional photothermolysis. J Biomed Opt. 2006; 11: 041115.

[5] Goel A, Krupashankar DS, Aurangabadkar S, et al. Fractional lasers in dermatology-Current status and recommendations. Indian J Dermatol Venereol Leprol. 2011; 77: 369-79.

[6] Woo SH, Park JH, Kye YC. Resurfacing of different types of facial acne scar with short-pulsed, variable-pulsed, and dual-mode Er: YAG laser. Dermatol Surg. 2004; 30: 488-93.

[7] Chapas AM, Brightman L, Sukal S, et al. Successful treatment of acneiform scarring with CO_2 ablative fractional resurfacing. Lasers Surg Med. 2008; 40: 381-6.

[8] Schweiger ES, Sundick L. Focal acne scar treatment (FAST) , a new approach to atrophic acne scars: A case series. J Drugs Dermatol. 2013; 12: 1163-7.

[9] Chiu RJ, Kridel RW. Fractionated photothermolysis: The Fraxel 1550 nm glass fiber laser treatment. Facial Plast Surg Clin North Am. 2007; 15: 229-37, vii.

[10] Kim HJ, Kim TG, Kwon YS, et al. Comparison of a 1, 550 nm Erbium: Glass fractional laser and a chemical reconstruction of skin scars (CROSS) method in the treatment of acne scars: a simultaneous split-face trial. Lasers Surg Med. 2009; 41: 545-9.

[11] Dierickx C, Goldman MP, Fitzpatrick RE. Laser treatment of erythematous/ hypertrophic and pigmented scars in 26 patients. Plast Reconstr Surg. 1995; 95: 84-90.

[12] Keller R, Junior WB, Valente NYS, et al. Nonablative 1, 064 nm Nd: YAG laser for treating atrophic facial acne scars: histologic and clinical analysis. Dermatol Surg. 2007; 33: 1470-6.

[13] Rogachefsky AS, Hussain M, Goldberg DJ. Atrophic and a mixed pattern of acne scars improved with a 1320 nm Nd: YAG laser. Dermatol Surg. 2003; 29: 904-8.

[14] Uebelhoer NS, Bogle MA, Dover JS, et al. Comparison of stacked pulses versus double-pass treatments of facial acne with a 1, 450 nm laser. Dermatol Surg. 2007; 33: 552-9.

[15] Goldberg DJ. New collagen formation after dermal remodeling with an intense pulsed light source. J Cutan Laser Ther. 2000; 2: 59-61.

[16] Fisher GH, Kim KH, Bernst®ein LJ, et al. Concurrent use of a handheld forced

cold air device minimizes patient discomfort during fractional photothermolysis. Dermatol Surg. 2005; 31: 1242-3.

[17] Ross RB, Spencer J. Scarring and persistent erythema after fractionated ablative CO_2 laser resurfacing. J Drugs Dermatol. 2008; 7: 1072-3.

[18] Fife DJ, Zachary CB. Delayed pinpoint purpura after fractionated carbon dioxide treatment in a patient taking ibuprofen in the postoperative period. Dermatol Surg. 2009; 35: 553.

[19] Chan HH, Manstein D, Yu CS. The prevalence and risk factors of post-inflammatory hyperpigmentation after fractional resurfacing in Asians. Lasers Surg Med. 2007; 39: 381-5.

[20] Setyadi HG, Jacobs AA, Markus RF. Infectious complications after nonablative fractional resurfacing treatment. Dermatol Surg. 2008; 34: 1595-8.

[21] Graber EM, Tanzi EL, Alster TS. Side effects and complications of fractional laser photothermolysis: Experience with 961 treatments. Dermatol Surg. 2008; 34: 301-5.

[22] Avram MM, Tope WD, Yu T, et al. Hypertrophic scarring of the neck following ablative fractional carbon dioxide laser resurfacing. Lasers Surg Med. 2009; 41: 185-8.

[23] Fife DJ, Fitzpatrick RE, Zachary CB. Complications of fractional CO_2 laser resurfacing: Four cases. Lasers Surg Med. 2009; 41: 179-84.

Amit Luthra, Vivek Kumar

第十二章 填充剂和自体脂肪

概 要

- 填充剂最适合用于浅的可膨胀的痤疮瘢痕。
- 透明质酸是最广泛使用的填充剂。
- 它们产生即时效果,但其使用受到需要重复注射的限制。
- 如果没有遵循适当的无菌操作,可发生并发症。
- 自体脂肪是具有比较持久效果的一种替代选择。

痤疮瘢痕填充剂

Amit Luthra

引言

因为95%的痤疮患者会发展某种程度的瘢痕,适合痤疮严重程度的治疗越早开始,瘢痕形成越轻。往往没有单一的既适用于个体,又适用于每种痤疮瘢痕的"最佳"解决方案。瘢痕的部位、深度、大小和数量上的区别都会影响治疗。每一种治疗过程都有其风险和收益，通常结合几种治疗方法以获得最平滑的皮肤。

注射皮肤填充剂治疗瘢痕，提高凹陷性痤疮瘢痕至与周围皮肤相同的平面。为了创造一个小袋和取得更好的疗效，应在注射或填充之前进行皮下分离。有很多类型的皮肤填充物可以注射进痤疮瘢痕以提高皮肤表面形成一个平滑的外观。皮肤填充物的实例是脂肪、牛胶原蛋白、人胶原蛋白、透明质酸衍生物和胶原蛋白聚甲基丙烯酰胺微球。用填充剂修正不是永久性的，所以继续注射是必要的。

近期脂肪应用得到了普及，主要是因为使用寿命长和成本相对较低。利用患者自身的脂肪进行移植，通过一个小的吸脂插管吸取、制备并重新注入皮肤缺陷处。虽然这些方法不是永久性的，但脂肪可以持续很长时间。

原理 [1]

填充剂瘢痕矫正的基本原理是将凹陷性瘢痕抬高到与周围皮肤相同的水平。为了取得最佳的效果，置入填充物之前应创造一个足够的空间，否则会导致由纤维化而引起的一种不均匀的外观。因此，在痤疮瘢痕置入填充物或脂肪之前，总是先完成皮下分离。

仪器和材料 [2]

理想的填充材料应该是生理性的，即很容易吸收到人体组织、置入简单、永久性的、经受最小退化、无风险、无并发症或副作用。表浅性的皮肤产品包括胶原蛋白或透明质酸，深层皮肤产品包括脂肪、硅胶植入物和永久性填充剂。虽然已接近所有的这些标准，但是没有完全满足的产品。

透明质酸

最常见可使用的填充材料是透明质酸。在印度，可用的透明质酸商业制剂有 Anteis 系列（Fortelis® 和 Esthelis®）、Q med 系列（Restylane® 和 perlane®）和 Allergan 系列（Juvederm Ultra® 和 Juvederm ultra plus®）。其他可用品牌有 Revanesse® 和 Amazing Fill®。

透明质酸是一种高度亲水性的、自然的线性多糖（D-葡萄糖醛酸和正乙酰 -D- 葡萄糖胺的交替残基）成分，是所有哺乳动物的结缔组织的组成部分，不具有组织特异性或种族特异性。表现为等容降解，即内部的透明质酸分子降解，允许其余成分吸收更多的水分。因此，凝胶的总体积保持不变。通过重吸收，注射浓度稳定地减少，而相对体积基本不变。痤疮瘢痕的治疗效果持续约 1 年或更长时间。

胶原蛋白

在印度没有可用的胶原蛋白，在欧洲和美国也很少使用。

应用最普遍的、用于填充天然胶原蛋白和抬高痤疮瘢痕的胶原蛋白产品包括 Zyplast®、Zyderm®、Cosmoderm® 和 Cosmoplast®。

因为是从牛胶原蛋白衍生的，所以不推荐将 Zyplast® 和 Zyderm® 用于自身免疫性疾病患者。注射前需要进行皮肤测试。可能有过敏反应的患者可以使用 Cosmoderm® 或 Cosmoplast®。这些产品是人源性的，用这些物质注射，无需皮肤试验。大多数胶原蛋白注射痤疮瘢痕可以持续 3 ~ 6 个月。

脂肪组织

自体脂肪是用于改善痤疮瘢痕的填充物的另一种选择，于 1893 年首次报道。这些细胞取自患者自身，因此必须通过吸脂。在皮下区域注射，有学者建议也可以在真皮注射。对轮廓缺陷，因为部分注入的材料起初或永远不存活，必须进行过度矫正。再吸收率依据位置、注入量、技术和其他因素而变化。可以见到 6 ~ 18 个月的存活持续时间的不同报道。也有报道通过注入脂肪包括脂肪来源的干细胞改善效果。需要注射几次，可以发生瘀血、红斑或轻度炎症。

新的痤疮瘢痕填充剂

聚乳酸是一种最新的可以用于注入瘢痕的治疗选择。先前，这些材料用于缝合材料和其他治疗。NewFill®，欧洲主要品牌，于 1999 年成立，作为冷冻干燥的聚乳酸，用水复溶。聚 L- 乳酸在美国 2000 年更名为 Sculptra®。除瘢痕以外，因为 HIV 的脂肪萎缩而被频繁应用。它刺激新的胶原合成超过 3 ～ 6 个月，并且长期增强扩容。副作用是注射过量材料、注射间隔时间不足或多次单次注射时可能恶化。应用聚乳酸无需皮肤试验。

Radiesse® 含有直径为 25 ～ 45 μm 的羟基磷灰石微球（羧甲基纤维素）多糖水凝胶。它被归类为"半永久"性的，先前声称其持续时间为 2 ～ 5 年，但最近估算为 12 ～ 16 个月。很少发生炎症，副作用低，并且不需进行皮肤过敏试验。

Reviderm Intra 由悬浮在细菌衍生的透明质酸中的 40 ～ 60 μm 葡聚糖（右旋糖酐）的珠子组成。可刺激炎症和新的胶原合成。

ProFill® 是一种聚氧乙烯和聚氧丙烯聚合物形成的可注射凝胶，必须作为液体冷藏直到使用。无需皮肤试验。

Fibrel 是混合有猪明胶和 ε- 氨基己酸、利多卡因的患者血浆。是一种物理性的填料和新胶原合成的媒介。该产品需要患者抽血，注射时可能比较痛，或者导致局部炎性反应。

其他

较多的产品现已上市，很多新品种将继续推出走向市场。聚丙烯酰胺（PA）包括其他类型的注射性增容产品，另外，还有若干已有产品。Outline® 由吸收性亲水性的聚丙烯酰胺凝胶颗粒组成，这些颗粒带正电荷，吸引已经在皮肤中带负电荷的糖胺聚糖如透明质酸。同样地，Evolution®，带正电荷的聚乙烯醇微球体的亲水凝胶也吸引带负电荷的分子。Bio-Alcamid 是一种聚丙烯酰胺凝胶，96% 的水和 4% 合成聚合物，注射后刺激纤维化。Agriform 是一种 5% 水和 95% 亲水性聚丙烯酰胺凝胶混合物，相比之下，Aquamid 是一种 97.5% 水和 2.5% 亲水性聚丙烯酰胺凝胶混合物。需要特别注意的是，作永久性填充物时肉芽肿的可能性增加。

适应证

填充剂最适用于浅碟状痤疮瘢痕[3]（图 12.1）。其中大

169

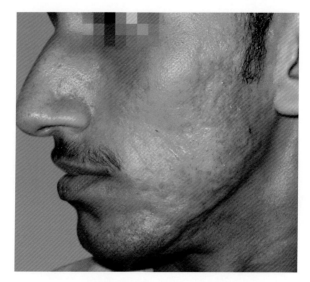

图 12.1 浅的凹陷性瘢痕（感谢 Niti Khunger 医生）

部分适用于凹陷性瘢痕，如萎缩性滚动状瘢痕。手术后和损伤性瘢痕也可以用填充物治疗。在凹陷性瘢痕和造成轮廓畸形的瘢痕治疗方面，建议脂肪移植、胶原蛋白和注射填充物（图 12.2）。

禁忌证

胶原蛋白产品皮肤试验阳性表明对产品过敏（不需要

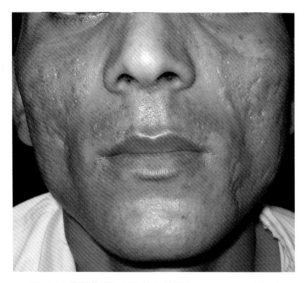

图 12.2 脂肪萎缩性痤疮瘢痕（感谢 Niti Khunger 医生）

皮试的产品，如透明质酸和聚丙烯酰胺）。

不切合实际的期望：在实际手术之前，患者期望与结果相一致，这非常重要。

炎症：注射部位应无任何炎症，任何瘢痕治疗前必须先治疗痤疮。

妊娠期和哺乳期：如同其他美容手术，妊娠期和哺乳期应避免应用填充剂。

单纯疱疹感染：如果有单纯疱疹病史，在填充剂手术前患者需要开始抗病毒治疗。

出血倾向和抗凝疗法：可能出现瘀斑。

局限性

使用临时填充剂仅产生持续 6 ~ 9 个月的适中的效果。多数患者都渴望得到更好的改善。其他抬起瘢痕的方法包括皮下分离手术，用针来抬起瘢痕以致其与其余皮肤处于相同水平。这可与填充剂结合进行，应在填充剂治疗前 1 周进行。填充剂不适用于冰锥状瘢痕。

注意事项

在手术过程中无菌预防措施对于防止任何填充剂后感染和感染性肉芽肿非常重要。

手术如激光应在临床填充剂治疗如透明质酸治疗 1 个月后、聚丙烯酰胺治疗 6 个月后进行。

术前准备

知情同意书

• 手术前的照片是最重要的，因为患者有忘记手术前看起来怎样的倾向。

- 用酒精、碘伏（Betadine®）、再用酒精细致清洁。

- 选择填充剂。

- 如何选择填充剂。

技术 [4, 5]

在线性穿线、连续穿刺、风扇、交叉影线和蕨类模式等各种注射填充剂的技术中，只有前3种对痤疮瘢痕有用。按照瘢痕的类型和大小选择技术（图12.3）。

较大的瘢痕：优选线性穿线技术，所述针的长度被插入瘢痕进行填充剂注射，慢慢向后拔针时使凝胶线沿瘢痕放置（图12.3A）。

尺寸较小的瘢痕：应用连续穿刺技术。沿着瘢痕连续多次注射。注射点密集集合并成光滑连续轮廓，把瘢痕抬起来（图12.3B）。

宽的瘢痕：可以应用风扇技术，从一个入口点治疗瘢痕。在瘢痕周边插入针，采用线性穿线技术。注射一行后针的方向沿着一个新行改变，并且和以前一样注入，直到整个瘢痕得以治疗（图12.3C）。交叉影线技术可以用来治疗很宽的大瘢痕（图12.3D）。重要的是，注射填充剂或脂肪之前进行适当的皮下分离以创造一个小袋，避免表面高低不平。

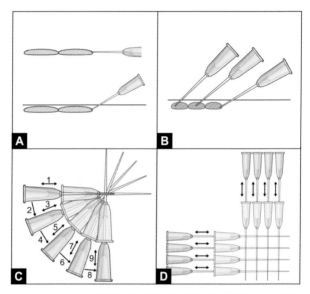

图 12.3A ~ D （A）填充剂的注射技术：线性穿线技术；（B）连续穿刺技术；（C）风扇技术；（D）交叉影线技术

　　治疗部位注射后会立即出现肿胀，可能发生瘀斑。应提醒患者轻轻按摩该区域以得到均匀轮廓（图 12.4A ~ C）。

术后护理

　　应对患者严格说明以确保最佳效果。在应用永久性填充剂的情况下，应该口服和外用抗生素。7 天内应避免

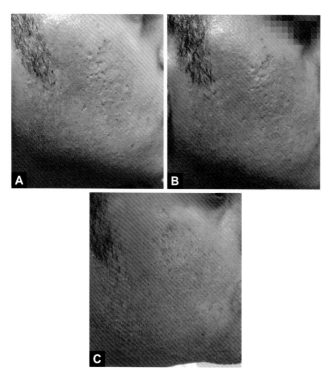

图 12.4A ～ C （A）填充前；（B）透明质酸填充剂后；（C）填充后 3 个月

过多摆弄治疗部位。同时也应避免暴露于极热和极冷的环境。

美容院的按摩等应至少推迟至 2 周后。2 ～ 4 周后如果需要，可以给予少许治疗。

并发症

副作用可能包括红斑、浮肿、瘀斑、炎症、结块、反应延迟、感染、疼痛、粟丘疹和痤疮。

潜在的少见副作用包括色素性改变、过敏反应、肥大性瘢痕或瘢痕疙瘩、肉芽肿可能、填充剂移动、溃疡、组织死亡、显著扭曲或填补的技术性错误。

真正过敏的可能性非常小，因此不需要皮试，尽管有些医生喜欢这样做。

如果永久性填充物被选择和放置过深、过浅或过度矫正，或者如果有一个持久性的缺陷，可能需要小手术清除、切除、电干燥或类固醇激素治疗。

透明质酸硬块可以通过注射透明质酸酶消除。

优点

填充剂对于希望迅速见效的患者是一种实用的、即时的解决办法，相对无副作用。

缺点

但是，填充剂如透明质酸的效果是暂时性的，注射后6～10个月内必须重复1次。对于寻找永久性结果的患者来说，填充剂可能不是首选治疗方法。因为其价格昂贵，因此对于价格敏感的患者，可以建议比较便宜的替代品，如化学剥脱术和微针术。

最后的疗效很多取决于医生专长和填充剂的适当置放。

小结

虽然填充剂通常是安全的，效果与注射部位和医生的专业知识经验有关。每种填充剂都有其自己的特定性能和寿命，使其比其他产品更适合某些用途。半永久性填充剂必须定期重复进行，虽然有些产品在几次治疗过程中，填充剂被患者自身胶原替代。永久性填充剂的修补需要最少，并有 5 年或更长久的效果。总体上，填充剂是痤疮瘢痕治疗的一个好的选择，但有很多局限性。

用于痤疮瘢痕的自体脂肪移植

Vivek Kumar

引言

20 世纪 80 年代，当抽脂手术变得比较普及，整形外科医生开始为他们的患者通过自体脂肪移植进行美容。本质

177

上，脂肪移植过程是从身体的一个部位获取脂肪，然后将其放置在需要额外脂肪的身体的另一部位。脂肪转移，也称脂肪移植、脂肪自体移植、自体脂肪移植、脂肪注射，越来越多地被用在美容手术中，用于各种不同的适应证。

自体脂肪移植主要适用于以下原因导致的存储体积丢失：

• 老化。

• 感染（如 HIV 感染引起的面部脂肪萎缩）。

• 炎症（痤疮瘢痕）。

• 创伤（凹陷性瘢痕）。

• 先天性疾病（半侧颜面部发育不全，罗姆伯格综合征）。

• 软组织缺陷的其他原因造成的不对称性或轮廓不规则（硬斑病）。

• 隆胸和面部增容。

• 身体其他部位的轮廓。

最近，自体脂肪移植被用于治疗辐射损伤、乳房囊收缩、声带损坏和慢性溃疡。

优点

自体脂肪用于移植是现成的、廉价、持久、自然知觉、不引起不良免疫反应。

禁忌证

自体脂肪移植禁忌证包括存在伤口愈合不良影响的任何疾病和整体健康状况差的个体。

全面健康体检

对于接受自体脂肪移植手术的患者无需具体的实验室检查，除非有临床指征，例如，有容易出血或瘀斑病史的患者应检查凝血指标和血小板计数。

术前情况

首先，取得患者同意，在直立位置细致地标记受脂点。

手术准备，严格按照无菌操作注意事项在供脂处和受脂处铺上手术巾。

自体脂肪移植技术

基本的自体脂肪移植手术操作分成 4 个部分。

（1）选择供脂点。

（2）获取脂肪。

（3）处理。

（4）放置。

选择供脂点 [7]

腹部、大腿、腰部是首选供脂区（图 12.5）。下腹部和大腿内侧有较高浓度的脂肪组织提取细胞。这些部位结

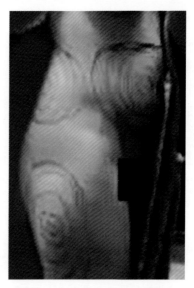

图 12.5　脂肪移植手术的首选供脂点

缩组织较少，注射器抽吸后发生出血较少。从上述区域获得的脂肪细胞内含高水平的脂蛋白脂肪酶，表明这些脂肪移植后可能更耐受缺氧。

获取脂肪

已经明确，获取移植脂肪的无创技术比传统吸脂术有优越性。科尔曼（Coleman）技术产生数量比较多的存活脂肪细胞和维持移植脂肪内更高水平的细胞功能。由直径 2 mm 的套管用钝的尖和几个侧孔收获移植脂肪的存活率显著较好。注射器抽吸，作为一种相对无创技术，是一种较好的手术步骤，应该用于脂肪移植物的获取（图 12.6）。用注射器抽吸真空为 0.2 atm（1 atm=101 kPa），相比之下，吸气机为 1 atm。

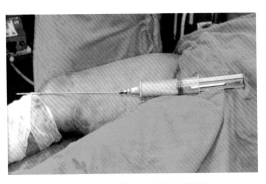

图 12.6　用套管和注射器抽吸脂肪

处理

50 g 离心 2 分钟，分离出脂肪、脂质和血细胞，离心后较多的能存活的脂肪细胞在中间部分，油在上部，血细胞在下部。当离心速度达到 4 000 r/min 时可以见到脂肪细胞的显著扭曲和破碎。3 000 r/min 离心 3 分钟是最佳的，应推荐用于处理脂肪移植。

脂肪的准备

离心使获得的脂肪分离成 3 层（图 12.7）。

（1）顶层油状流体含有细胞裂解所致的乳糜微粒和三酰甘油。

（2）下层为残余的血和血清。

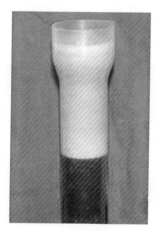

图 12.7 吸取的脂肪

（3）中间是纯化的脂肪。

注射

移植的脂肪通过血浆从血管组织边缘大约 1.5 mm±
0.5 mm 吸收获得营养。脂肪移植的存活率取决于移植物在
受体床的厚度和几何图形。

放置

任何移植手术操作过程的目标是将移植物轻轻地放置
在良好的血管床以致最大限度地接受移植。移植物的每个
部分都应在距离活的、血管化组织 1.5 mm 范围之内。

多点、多渠道、多层次注射是延长脂肪存活的基本技术
（图 12.8、图 12.9）。当插管退出时，每抽动 1 次放置一小部

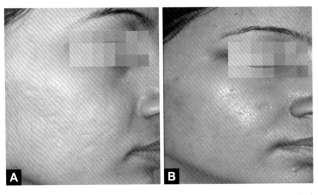

图 12.8A～B 用自体脂肪移植治疗后的痤疮瘢痕：（A）术前；（B）术后

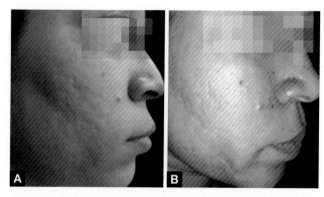

图 12.9A ～ B 用皮下分离随后自体脂肪移植治疗的痤疮瘢痕：（A）术前；（B）术后

分脂肪移植物。显著过度矫正可能增加脂肪坏死率和随后的钙化甚至感染。移植手术后约 7 天，脂肪移植物血管化。

术后细节

脂肪移植后劝阻患者避免立即按摩和过度运动。限制这些的目的是防止脂肪从期望的治疗部位移动开。

随访 [8]

• 术后第 1 周随访患者，检查脂肪供应和接受部位。

一些水肿和很轻微瘀血可能发生；安慰患者。

• 6～8 周加 1 次随访预约。此时，大多数水肿已消退，可评价早期效果。

• 如果要重复手术，6 个月等待期是明智的，以使第 1 个移植物血管化、全部水肿消退。

---------------------- 参·考·文·献 ----------------------

[1] Sclafani AP, Romo T Ⅲ rd, Jacono AA, et al. Evaluation of acellular dermal graft (Alloderm) sheet for soft-tissue augmentation: a 1-year follow-up of clinical observations and histological findings. Arch Facial Plast Surg. 2001; 3: 101-3.

[2] Multimodal Treatment of Acne, Acne Scars and Pigmentation. Dermatologic Clinics. WB Saunders Company; 2009; 27 (4) .

[3] Acne scarring: A review and current treatment modalities. Journal of the American Academy of Dermatology. 2008; 59 (4) .

[4] Cooper JS. Treatment of facial scarring: lasers, filler, and nonoperative techniques. Facial Plast Surg. 2009; 25: 311-5.

[5] Vedamurthy M. Soft tissue augmentation—Use of hyaluronic acid as dermal filler. Indian J of Derm Venerol Leprol. 2004; 70: 383-7.

[6] Pinski KS, Roenigk HH Jr. Autologous fat transplantation. Longterm follow-up. J Dermatol Surg Oncol. 1992; 18: 179-84.

[7] Hudson DA, Lambert EV, Block CE. Site selection for fat autotransplantation: some observations. Aesthetic Plast Surg. 1990; 14: 195-7.

[8] Assadi M, Harramis HT. Successful autologous fat injection. Plast Reconstr Surg. 1993; 91: 755-6.

Niti Khunger

第十三章　冰锥状瘢痕

概　要

- 冰锥状瘢痕是常见的痤疮后萎缩性瘢痕。
- 冰锥状瘢痕治疗很困难。
- 皮肤瘢痕化学重建（CROSS）或精确 CO_2 激光照射是首选治疗方法。
- 皮肤瘢痕化学重建手术前必须用皮肤亮肤剂预先引发。
- 皮肤瘢痕化学重建手术后，休息 3～7 天。
- 皮下分离、小打孔器抬高和激光表面重塑是补充性手术，以增强效果。

引言

　　冰锥状瘢痕是痤疮后最常见萎缩性瘢痕之一，也最难治疗。因为皮肤好像被冰锥刺破而得名。冰锥状瘢痕深而窄，轮廓分明的上皮束垂直延伸到真皮或皮下组织。表面开口宽大于深，逐渐变小形成"V"形（图 13.1）。它们

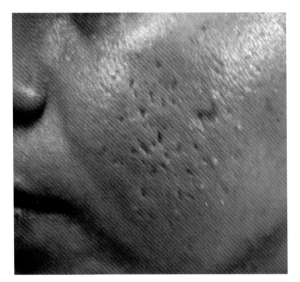

图 13.1　冰锥状瘢痕

形成粗大的毛孔外观，容易随年龄增长、皮肤变松弛而恶化。常见于两颊、眉间区和鼻。

治疗方法[1]

冰锥状瘢痕常常远深于常规重整表面技术如磨皮或激光可以到达的深度，因此，难以通过重整表面完全消除（图 13.2）。成功治疗冰锥状瘢痕需要破坏深层上皮管道和

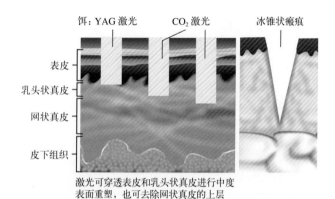

铒：YAG激光 CO₂激光 冰锥状瘢痕

表皮
乳头状真皮
网状真皮
皮下组织

激光可穿透表皮和乳头状真皮进行中度
表面重塑，也可去除网状真皮的上层

图13.2 铒：冰锥状瘢痕的深度比激光束的深度更深

底层萎缩性真皮的胶原化。因为冰锥状瘢痕不能膨胀，使用填充剂也不成功。相反，由于填充周围的较有弹性的组织，冰锥状瘢痕在注射填充剂之后变得更加突出。

通常用下述方法治疗冰锥状瘢痕：

· 皮肤瘢痕化学重建（CROSS）技术。

· 皮下分离。

· 小打孔器抬高或小打孔器移植。

· 微针术。

· 点阵分数激光重建表面（烧蚀或非烧蚀）。

最佳治疗是用皮肤瘢痕化学重建术，之后用皮下分离和微针术或点阵分数激光组合。

局限性

虽然深冰锥状瘢痕可以减轻，但可能无法完全消除。

注意事项

如果患者主要为冰锥状瘢痕，最初不应使用填充剂，因为这些瘢痕往往会变得更明显。最好在用填充剂或脂肪进行软组织隆起之前，首先治疗冰锥状瘢痕。用于治疗冰锥状瘢痕的大多数技术需要停工休息时间。因此，在开始治疗前，首先与患者讨论。

术前准备

痤疮应得到好的控制。在有面部单纯疱疹病史的患者，可能需要抗病毒治疗，术前 2 天开始给予阿昔洛韦或泛昔洛韦，持续 5 天，或直至完全愈合。打孔切除技术不需要任何准备。但是，在皮肤瘢痕化学重建之前，预先引发是非常重要的，尤其在容易发生炎症后色素沉着的深色皮肤。在皮肤瘢痕化学重建治疗前，重要的是必须进行教育，有关正确防晒剂的应用和外用维甲酸或阿达帕林霜和皮肤增白剂，如氢醌、曲酸或低浓度乙醇酸的应用。要强调的是三联霜含类固醇激素，应该避免应用，以防止痤疮恶化。

计划安排所需要的手术，和患者讨论治疗方案。

技术 [2]

- 知情同意书和治疗前标准照明的照片很重要。应取3个视图，正面、侧面和斜面。
- 评估冰锥状瘢痕的部位、数量、大小和深度。
- 用酒精、碘伏、再次酒精清洁手术部位。
- 丙酮脱脂。
- 皮肤瘢痕化学重建术无需麻醉。
- 皮下分离可给予表面麻醉。
- 对于打孔切除手术，需要浸润麻醉或神经阻断。
- 首先做皮下分离，等待出血消退。
- 用削尖细的木牙签精确定位狭窄的（<2 mm）、较深的冰锥状瘢痕，应用皮肤瘢痕化学重建（CROSS）技术治疗（详见第六章，图 13.3）。初学者可用 35% ~ 50% 三氯乙酸。然而，100% 三氯乙酸产生最佳效果。
- 皮肤瘢痕化学重建术应在患者坐位斜向照明下进行。
- 不应用于大而宽的瘢痕，因为它可以引起进一步萎缩和瘢痕恶化。

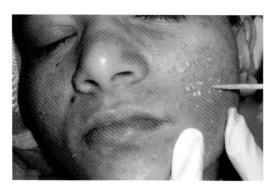

图 13.3　皮肤瘢痕化学重建技术用 100% 三氯乙酸精确定位结霜

• 较宽的（＞2 mm）深瘢痕用打孔切除技术治疗（见第八章）。

• 注意一定要达到皮下组织，否则将不会有显著改善。

• 手术可以每 2 ~ 4 周重复，直至取得满意结果。通常需要 2 ~ 3 次治疗，取决于瘢痕的最初严重性（图 13.4A ~ B）。

• 最近 CO_2 激光的精确照射技术已被用于治疗冰锥状痤疮瘢痕[3,4]。在该技术中，应用具有精确辐射的常规 CO_2 激光，而不是采用标准的点阵分数激光。Mohammed G[4] 在一项 60 例冰锥状瘢痕患者的研究中，比较了该技术伴针刺和不伴针刺。在所有患者见到瘢痕的显著改善。有或无针刺的两组之间没有明显区别。

　　另有研究报道，激光表面重塑后用低黏度透明质酸（Restylane® Vital）治疗冰锥状痤疮瘢痕[5]。在这项研究

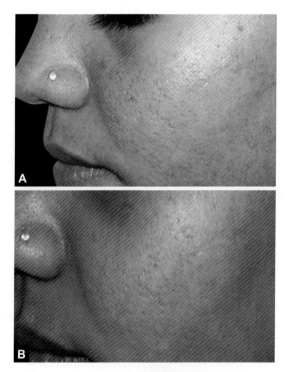

图 13.4A～B （A）Ⅳ型皮肤的冰锥状痤疮瘢痕；（B）3 次皮肤瘢痕化学重建治疗后的中度改善，治疗间隔为 2 周

中，12 例进行微量 20 mg/mL 透明质酸凝胶注射面部的分散凹陷性痤疮瘢痕，所有患者均见立即改善。但是，要记住效果是暂时性的，用暂时性填充剂效果维持平均 3～6 个月。对于用填充剂治疗，适当的皮下分离是重要的先

决条件。

术后护理

浅色皮肤患者术后即刻红斑可以很明显（图 13.5）。2～3 小时自发减轻，或者术后立即用冰凝胶袋冷敷。皮肤瘢痕化学重建治疗后日光曝露应减到最少。皮肤瘢痕化学重建术的停工时间是 3～5 天，直至痂皮脱落（图 13.6）。预先引发方案应重新开始。继打孔提高或移植后，

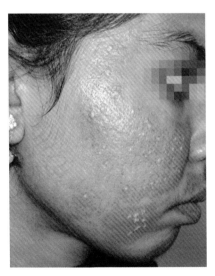

图 13.5　皮肤瘢痕化学重建后即刻的明显红斑

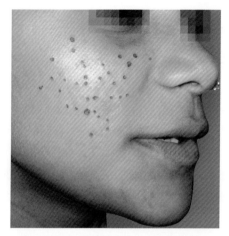

图 13.6 皮肤瘢痕化学重建后结痂

移植物应以敷料固定，防止移植物移出或发生鹅卵石状瘢痕。敷料应保留至少 5 ～ 7 天。

并发症

皮肤瘢痕化学重建术后，尤其在深色皮肤，如果患者没有正确地进行预先引发处理或者对日光照射粗心大意，炎症后色素沉着是常见的（图 13.7）。皮肤瘢痕化学重建术后如果三氯乙酸溢出到周围正常皮肤，可出现冰锥状瘢痕的恶化（图 13.8）。过早去除结痂也可以导致胶原化形

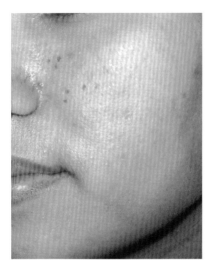

图 13.7　继皮肤瘢痕化学重建术后的炎症后色素沉着

成不好或恶化。因此，应劝告患者不要挑痂皮。继打孔抬高术后，凹陷的坑或移植物突然出现升高（鹅卵石现象）是常见的并发症，这些可以通过正确的技术加以避免。

小结

冰锥状瘢痕是最难治疗的瘢痕之一。皮下分离、皮肤瘢痕化学重建和打孔切除技术相结合，随后重整表面以达到最佳的治疗效果。

195

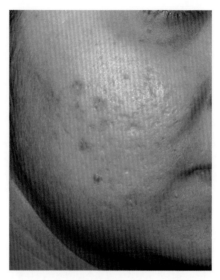

图 13.8 不正确的皮肤瘢痕化学重建术后的深冰锥状瘢痕恶化

---------------------- **参·考·文·献** ----------------------

[1] Gabriella Fabbrocini, Annunziata MC, D'Arco V, De Vita V, Lodi G, Mauriello MC, et al. Acne scars: pathogenesis, classification and treatment dermatology research and practice Volume 2010.

[2] Bhardwaj D, Khunger N. An assessment of the efficacy and safety of CROSS technique with 100% TCA in the management of ice pick acne scars. J Cutan Aesthet Surg. 2010; 3: 93-6.

[3] Kim S. Clinical trial of a pinpoint irradiation technique with the CO_2 laser for the treatment of atrophic acne scars. J Cosmet Laser Ther. 2008; 10: 177-80.

[4] Mohammed G. Randomized clinical trial of CO_2 laser pinpoint irradiation technique with/without needling for ice pick acne scars. J Cosmet Laser Ther. 2013; 15: 177-82.

[5] Halachmi S, Amitai DB, Lapidoth M. Treatment of acne scars with hyaluronic acid: an improved approach. J Drugs Dermatol. 2013; 12: e121-e3.

第十四章 棚车状瘢痕

概 要

- 棚车状瘢痕似被冲击出的、具有垂直锋利边缘的瘢痕。可能浅或深。
- 浅棚车状瘢痕用皮下分离治疗，之后用激光重整表面或微针术。
- 深棚车状瘢痕用打孔切除术治疗，之后重整表面。

引言

棚车状瘢痕为圆形、椭圆形或不规则的凹陷性瘢痕，有锐利垂直的边缘。这些瘢痕看似被冲击形成，可能浅 0.1 ~ 0.5 mm 或深 0.5 ~ 4 mm，类似水痘瘢痕（图 14.1A ~ B）。最常见的直径为 1.5 ~ 4 mm。棚车状瘢痕往往在表面比冰锥状瘢痕宽，并且不逐渐变细呈 V 形。其发生是由于炎症深达真皮层，甚至延伸到皮下组织。

治疗的原则包括将瘢痕的底部提升到表面水平，使其

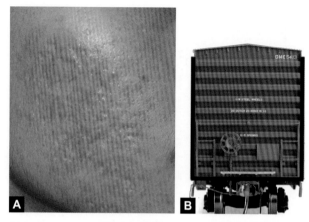

图 14.1A～B （A）多个冲出棚车状瘢痕；（B）具有尖锐垂直轮廓的棚车

不那么明显，或者烧蚀周围凸起的边缘至瘢痕底部的水平。浅棚车状瘢痕是在皮肤重建表面达到的真皮，如激光重建表面，但是，深棚车状瘢痕对单独重建表面没有效果，此外需要治疗瘢痕的整个厚度。

部位

棚车状瘢痕最常见于颊部、额部和鼻（图 14.2）。

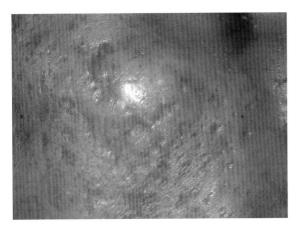

图 14.2　脸颊部的深棚车状瘢痕

治疗方法

浅瘢痕

- 皮下分离。
- 皮下分离后用填充剂或自身脂肪。
- 微针术。
- 随后局部磨皮、局部微晶磨皮或烧蚀点阵分数激光或点阵分数射频表面重塑。
- 皮下分离结合微针术、皮肤滚筒（dermaroller）或皮肤冲压器，微针术是一种有用的微创技术，尤其是如果没有激光或认为激光治疗太昂贵时。

深瘢痕

- 皮下分离。
- 打孔抬高。
- 打孔切除和缝合或移植。
- 随后表面重建。

深棚车状瘢痕不应采用皮肤瘢痕化学重建术治疗，因为在皮肤瘢痕化学重建后其通常恶化和更明显。

适应证

棚车状瘢痕一般都非常明显、令人心理不安。因此，患者通常需要治疗。

禁忌证

活动性炎症，活动性细菌、病毒或真菌感染，活动性痤疮和出血倾向。

局限性

不是所有的瘢痕都可以除去。根据瘢痕的严重程度，这些手术治疗后的预期改善可达 60% ~ 80%。正确的关于预期、停工时间和疗效等对患者的心理辅导很重要。在打孔切除术后停工休息时间为 5 ~ 7 天。

注意事项

详细询问病史，包括重大问题，如瘢痕疙瘩倾向、免疫功能低下情况、吸烟和阳光照射程度等很重要。控制任何活动性感染很重要。对有单纯疱疹病史的患者，需要在术前 2 天开始给予阿昔洛韦和泛昔洛韦抗病毒治疗，持续 7 ~ 10 天，直至治愈。

术前准备

术前应用防晒霜、外用维甲酸、氢醌和乙醇酸预先引发对有色素沉着倾向的患者和所有 IV ~ VI 型皮肤患者是必要的。

技术 [1-4]

有必要取得知情同意书和足够的标准统一照明下的正面和斜面照片。

皮下分离

这是应执行的第 1 个手术（详见第七章）。该手术涉及对凹陷性痤疮瘢痕的破坏以及从底层纤维组织释放瘢痕。手术在凹陷下方产生一堆血液。血液充当隔离物，阻止瘢痕底部立即重新连接到表面。随后该血液凝块的机化被认为通过形成胶原蛋白诱导了较长期的矫正治疗。一次治疗将产生部分矫正，进一步改善通常需要连续治疗。此手术可与表面重建联合。将一个弯曲的尖锐皮下注射针或 Nokor 针插入紧邻瘢痕的皮肤下，并瞄准瘢痕的适当水平，直至其抵抗瘢痕的阻力（图 14.3）。沿类似吸脂手术过程

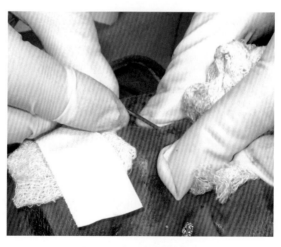

图 14.3 皮下分离抬高瘢痕

的通道初始向后和向前移动，但是，对通道的阻力开始下降后，瘢痕几乎从表面解脱，改变方向。此时仪器通过侧面清扫移动以彻底将瘢痕从基底部与皮肤分离。在该手术结束时，凹陷将明显提高。皮下分离可以每 2 ～ 4 周重复直至取得足够效果。当皮下分离和表面重塑手术联合时，可进一步改善。对于较深的棚车状瘢痕，为产生一个好的美容效果，打孔切除术是必须的（详见第八章，图 14.4）。

如果有多个深的棚车状瘢痕，可以重复抬高手术直至瘢痕及其深度都被治疗。然后，用点阵分数 CO_2 激光或铒：YAG 激光重塑表面。分数 CO_2 激光的优点是会导致

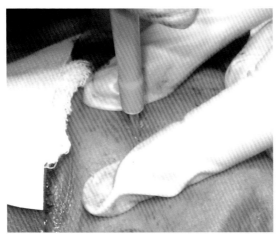

图 14.4　打孔切除抬高深的瘢痕

皮肤得到收紧，但它的停工时间为 3 ～ 5 天。如果没有激光，皮下分离联合微针术或真皮冲压是一个好的选择。首先进行皮下分离，随后微针术。这种联合技术的优点是，停工时间非常少，4 ～ 6 小时，直至红斑和水肿消退。缺点是改善慢，手术必须每 2 ～ 4 周重复。

术后护理

皮下分离后，应轻压 10 ～ 15 分钟以防止血肿和结节形成。打孔切除后，应注意防止移植物移位。应避免面部过度运动，应放置胶黏剂敷料至少 3 ～ 5 天。在皮肤表面重塑术后，适当的日光保护和应用增白剂必不可少，以防止炎症后色素沉着。

该手术可以每月间隔重复直至获得满意反应（图 14.5A ～ D）。

并发症

棚车状瘢痕的最常见并发症是矫正不足，导致对该手术和适当改善的不满意。如果操作做得很用力，则皮下分离的并发症也包括血肿和结节形成。这些通常 1 ～ 2 周内自发消退。打孔切除术后并发症比较常见。所见鹅卵石状

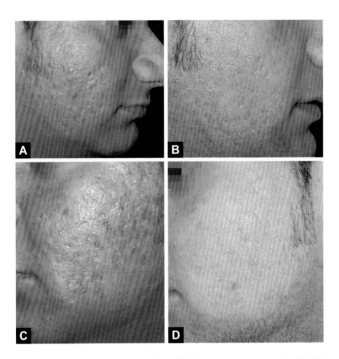

图 14.5A ～ D （A）、（B）多发棚车状瘢痕；（C）、（D）皮下分离打孔抬高和表面重塑后瘢痕显著改善

瘢痕是由于移植物升高，持久的凹陷性瘢痕和环形瘢痕可能是由于不正确的技术操作而导致的（图 14.6）。这些会自动消退，但少部分可能是持久性的。表面重塑术后的炎症后色素沉着可发生在深色皮肤。

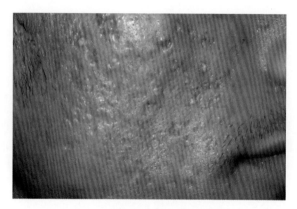

图14.6　鹅卵石状瘢痕和环状瘢痕

小结

棚车状瘢痕是锐利的冲出状瘢痕，有垂直锐利边缘。这些瘢痕难以治疗，需要多种治疗方式如皮下分离和打孔切除技术，然后重塑皮肤表面。

-------------------- **参·考·文·献** --------------------

[1] Khunger N. IADVL Task Force. Standard guidelines of care for acne surgery. Indian J Dermatol Venereol Leprol. 2008; 74 (Suppl): S28-36.

[2] Khunger N, Khunger M. Subcision for depressed facial scars made easy using a simple modification. Dermatol Surg. 2011; 37: 514-7.

[3] Shah S, Alam M. Laser resurfacing pearls. Semin Plast Surg. 2012; 26: 131-6.

[4] Goodman GJ. Treating scars: addressing surface, volume, and movement to expedite optimal results. Part 2: more-severe grades of scarring. Dermatol Surg. 2012; 38: 1310-21.

第十五章 滚动状瘢痕

概　要

- 滚动状痤疮瘢痕为可扩张性，相对容易治疗。
- 优选皮下分离后进行填充剂或自体脂肪移植。
- 皮下分离联合微针术对轻度滚动状瘢痕产生令人满意结果。
- 用点阵分数 CO_2 激光表面重塑收紧皮肤，改善效果。

引言

滚动状瘢痕是浅的萎缩性瘢痕，由纤维带将下面的真皮束缚至皮下组织引起。它是宽的瘢痕，有比较正常外观的皮肤表面。这种类型瘢痕在皮肤被拉伸后将变得看不出，似乎是正常皮肤（图 15.1A ～ B）。在各种类型痤疮瘢痕中，滚动状痤疮瘢痕比较容易治疗。

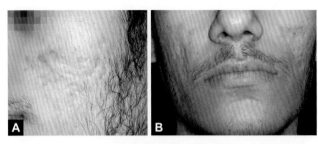

图 15.1A ~ B （A）滚动状瘢痕；（B）有脂肪萎缩的滚动状瘢痕

治疗方法 [1-3]

滚动状瘢痕最好用皮下分离，之后用填充剂或脂肪移植方法。虽然采用填充剂比较昂贵，但是即刻产生效果。其他比较简单的替代方法有皮下分离联合微针术。虽然微针术是一种有用的治疗滚动状瘢痕的技术，但需要至少 3 ~ 5 次才能获得令人满意的结果。用 CO_2 或铒：YAG 激光，或较新的点阵分数射频与皮下分离联合也是一种有效的技术。

对 20 例 III 型和 IV 型皮肤的滚动状瘢痕患者的研究，比较了 100% 三氯乙酸皮肤瘢痕化学重建和皮下分离的效果 [4]。皮下分离明显比皮肤瘢痕化学重建的改善更好，副作用较少。

设备

- 20 号或 18 号皮下针。
- 透明质酸填充剂（Juvederm®、Juvederm ultra®、Restylane®等）。
- 如果计划自体脂肪移植，需准备所用的仪器。
- 微针鼓 1.5 ~ 2 mm 深，或冲压微针。
- 点阵分数 CO_2 激光或点阵分数射频仪器。

适应证

在初始阶段滚动状瘢痕可能不是很明显，但随着年龄增长皮肤下垂变得较明显。在年轻时，如果患者突然体重下降或者痤疮痊愈后皮下组织萎缩，滚动状瘢痕会变得突出（图 15.1A ~ B）。

禁忌证

活动性炎症，活动性细菌、病毒或霉菌感染和瘢痕疙瘩倾向是相对禁忌证。应用异维甲酸的患者也应慎重治疗。

局限性

在所有萎缩性痤疮瘢痕中，虽然滚动状瘢痕治疗是最容易的，但如果这些瘢痕严重或很多，治疗可能不令人满意。

注意事项

详细询问病史，包括瘢痕疙瘩倾向、糖尿病、免疫抑制情况、单纯疱疹病史、吸烟和日光照射程度等要点是至关重要的。应控制活动性感染。有单纯疱疹病史的患者可能需要抗病毒治疗，术前 2 天开始给予阿昔洛韦或泛昔洛韦持续 7 ~ 10 天，直至完全愈合。

术前准备

所有患者必须用防晒剂和外用维甲酸。皮肤增白剂如曲酸、对苯二酚和外用维生素 C 是有用的辅助，尤其是深色皮肤，可减少炎症后色素沉着。这些应至少在术前 2 周开始。

技术

有关预期效果、所需停工时间和可能的并发症的知情同意书是必需的。标准统一照明的足够的正面和斜面照片是必不可少。

适当的皮下分离对于治疗滚动状瘢痕最重要。为避免块状、不规则外观，皮下分离应先于填充剂或脂肪移植（图15.2）。如果瘢痕不是很明显，可能不需要填充剂。在同次手术，皮下分离后进行微针术也有好的改善。在该手术，标记瘢痕后进行皮下分离。然后进行微针术。皮下分离手术每2～4周重复，直至取得满意反应（图15.3A～B）。

然后进行最后一次点阵分数激光表面重塑，收紧皮肤。

最近报道了一种通过皮内注射自体成纤维细胞治疗中

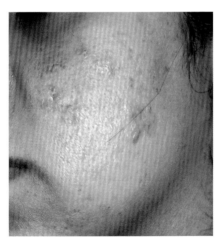

图15.2 自体脂肪移植后出现隆起

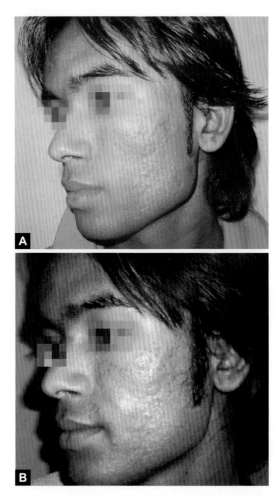

图 15.3A ~ B （A）治疗前；（B）4 次皮下分离和 1 次自体脂肪移植后

度至重度可扩张性的痤疮瘢痕的新技术[5]。在这项多中心、随机、双盲、安慰剂对照试验中，99 例可扩张性痤疮瘢痕患者经受一侧颊部 3 次皮内注射 2 mL 自身成纤维细胞悬液（每毫升 1 000 万～ 2 000 万个细胞），另一侧颊部注射安慰剂对照（细胞培养液），14 天间隙期。成纤维细胞取自 3 次耳后活检。根据患者个人、评估者反应分析和 3 名独立的照相审核者评估结果，自体成纤维细胞治疗比安慰剂对照在痤疮瘢痕外观上有明显改善，差异有统计学意义。副作用主要是暂时性红斑和水肿。并且治疗耐受性良好[5]。

术后护理

皮下分离和填充剂后不应按摩以防止填充剂移动。在微针术和点阵分数激光表面重塑后，日光照射应减少至最小以防止炎症后色素沉着。在较深皮肤应使用皮肤增白剂。

并发症

皮下分离术可发生瘀斑、血肿和纤维性结节。通常在 2 周内消退。如果极少数情况下纤维性结节持续超过 4 周，可病灶内注射曲安奈德 2.5 mg/mL。微针术通常是一种安全的方法，并发症少。如果微针术治疗用力或太频繁，可能导致持续性红斑和敏感性皮肤。通常暂停微针术，直至皮肤恢复正常即可。在深色皮肤表面重塑手术后，炎症后色素沉着是一个常见并发症。如果需要，应用皮肤增白剂或化学剥脱术治疗。

小结

滚动状痤疮瘢痕是比较容易治疗的。对于多发性、大或广泛的滚动状瘢痕，继皮下分离后用填充剂或自体脂肪移植治疗是首选方法。皮下分离和微针术联合在轻度瘢痕产生满意效果。用点阵分数 CO_2 激光表面重塑收紧皮肤，改善预后。

------------- 参·考·文·献 -------------

[1] Fabbrocini G, Annunziata MC, D'Arco V, et al. Acne scars: pathogenesis, classification and treatment. Dermatol Res Pract. 2010; 2010: 89308.

[2] Khunger N. IADVL Task Force. Standard guidelines of care for acne surgery. Indian J Dermatol Venereol Leprol. 2008; 74 (Suppl): S28-36.

[3] Goodman GJ. Treating scars: addressing surface, volume, and movement to optimize results: part 1. Mild grades of scarring. Dermatol Surg. 2012; 38: 1302-9.

[4] Ramadan SA, El-Komy MH, Bassiouny DA, El-Tobshy SA. Subcision versus 100% trichloroacetic acid in the treatment of rolling acne scars. Dermatol Surg. 2011; 37: 626-33.

[5] Munavalli GS, Smith S, Maslowski JM, Weiss RA. Successful treatment of depressed, distensible acne scars using autologous fibroblasts: a multi-site, prospective, double blind, placebocontrolled clinical trial. Dermatol Surg. 2013; 39: 1226-36.

第十六章 线状和脂肪萎缩性瘢痕

概 要

- 线状瘢痕的治疗方法取决于其宽度。窄线状瘢痕通过皮下分离治疗，之后用激光表面重塑。
- 宽线状瘢痕由皮下分离治疗，之后如果表面质地正常用填充剂或自体脂肪移植治疗，表面质地异常通过切除和缝合治疗。

引言

当非炎性粉刺发展成炎性病变和激活伤口愈合机制时，痤疮瘢痕形成被启动。瘢痕的形态取决于炎症的广度、深度和严重程度。多种类型的瘢痕被报道过，虽然线状瘢痕常常被观察到，但是未经常被文献报道。线状瘢痕是由真皮或皮下组织的体积损失所致。

线状瘢痕有 2 种亚型：窄和宽。窄线状瘢痕出现单独细线或彼此相连（图 16.1A ~ B）。表现为像线性萎缩性

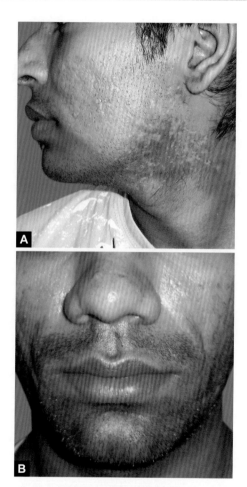

图 16.1A ~ B （A）窄线状色素减退性萎缩性瘢痕；（B）双颊部窄线状萎缩性瘢痕和鼻上典型的丘疹性痤疮瘢痕

线状，常有色素减退，其间皮肤相对正常。窄线状瘢痕通常见于面颊，也可见于眉间区（图 16.2）。宽线状瘢痕表现为宽的线性真皮凹陷，其下的皮下脂肪常常萎缩，称脂肪萎缩性线状瘢痕（图 16.3）。这些瘢痕较常见于下部平行于鼻唇沟的面颊部，使患者呈现憔悴和过早老化的外观。这些类型的瘢痕常常发生于深的结节囊肿性痤疮消退后，该痤疮结节囊肿也破坏皮下脂肪。

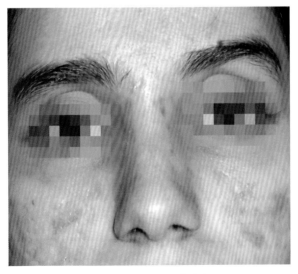

图 16.2　眉间区的线状瘢痕

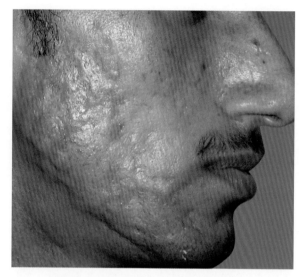

图 16.3　下颊部的脂肪萎缩性线状痤疮瘢痕

治疗方法

窄线状瘢痕的治疗方法是皮下分离，之后进行非烧蚀激光表面重塑。这些治疗针对真皮组织，并刺激胶原形成，抬高瘢痕。通过微针术经皮诱导胶原是一种替代治疗方法，也产生良好的效果。但是应用微针术时，应充分伸展皮肤以达到瘢痕的底部。治疗需每 2 ~ 4 周重复，直至获得最佳反应（图 16.4A ~ C）。

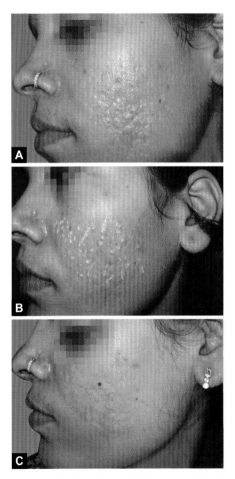

图 16.4A ～ C （A）治疗前的线状痤疮瘢痕；（B）皮下分离后皮肤瘢痕化学重建；（C）5 次皮下分离和微针术，然后 1 次点阵分数 CO_2 激光

宽线状瘢痕的治疗取决于表皮的质地。如果表皮相对正常，皮下分离后用填充剂或自体脂肪的软组织填充是治疗的选择（图 16.5A ~ B）。如果表皮是萎缩性的，沿着松弛的皮肤张力线切除瘢痕，之后缝合是最佳的治疗方法（图 16.6A ~ D）。对于深层脂肪萎缩性瘢痕，脂肪移植是首选方法。或者可以使用容量性填充剂（Juvederm Voluma®）。

局限性

窄线状瘢痕难以完全消除，尤其是有色素减退。宽的线状瘢痕可以通过沿着松弛的皮肤张力线切除缝合使其不太明显。

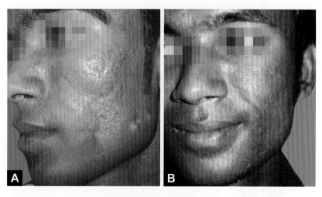

图 16.5A ~ B （A）脂肪萎缩性线状瘢痕；（B）4 次微针术和 1 次自体脂肪移植治疗后的脂肪萎缩性线状瘢痕

注意事项

治疗方法应该谨慎选择，因为用填充剂或脂肪作组织填充时如果没有适当的置入将导致线状瘢痕变得更明显。比较明智的是，充分削弱或皮下分离瘢痕以使填充剂置入顺利，而不是用力推入。这将导致填料分散在周围皮肤，引起气泡。在眉间区域宜格外小心，因为此区皮肤坏死的风险较高。线状瘢痕成功的最重要的预测指标是瘢痕表面的实际纹理和纤维化程度。当纤维化越多，并且在各个方向有多个瘢痕纵横交错，用填料取得矫正越少。患者有出血倾向，或应用抗凝剂包括阿司匹林和维生素 E 时治疗应细心，以避免血肿形成。

术前准备

应充分控制痤疮。肤色较深的患者应用防晒剂和减色素剂进行表面重塑前的预先引发。

技术

• 知情同意书和术前间接照明照片很重要。应取 3 个视图，正面、侧面和斜面。

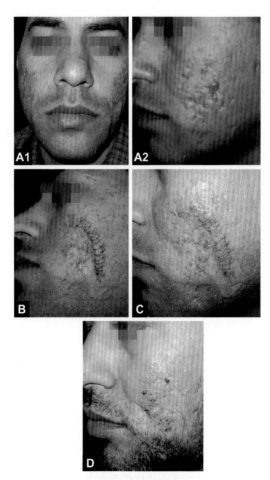

图 16.6A ~ D （A1）、（A2）萎缩性痤疮瘢痕，皮肤质地差；（B）沿松弛皮肤张力线（RSTL）切除瘢痕；（C）拆除缝合线后；（D）治疗后 6 个月

- 评估线状瘢痕的部位、数量、尺寸、宽度、深度和表面。

- 用酒精、碘伏、再次酒精擦洗手术部位。

- 患者取坐位，用标记笔标记需要治疗的瘢痕。卧位时很多瘢痕会看不出，可能错过。

- 局部浸润麻醉。首选含肾上腺素的 1% 利多卡因。如果该区域广泛，区域阻滞或神经阻滞优先。因为这些瘢痕深，单独局部麻醉通常不够，但是可用以减少浸润麻醉的不适。

- 对于所有线状瘢痕，首先进行皮下分离，应用第七章描述的改进技术。重要的是按照瘢痕宽度选择皮下分离针的规格。对于窄瘢痕，应使用 22 或 23 号皮下注射针或 Nokor 针，18 号针可用于更宽的瘢痕。如果 1 次手术纤维束带不能释放，最好 2 周后在组织填充前重复皮下分离。皮下分离和瘢痕破坏应反复进行，直至纤维化被减少、针在瘢痕下顺利通行。如果皮下分离足够，激光表面重塑也能更成功。这可以通过拉伸皮肤衡量。恰当的皮下分离会使瘢痕与伸展时周围皮肤保持水平。

- 一旦实现足够的皮下分离，下一步取决于瘢痕的主要类型和最突出的瘢痕，经常可以观察到，一旦最突出的瘢痕被适当地矫正，其他瘢痕都不大会使患者烦恼。

- 较宽线状瘢痕和脂肪萎缩性瘢痕应通过填充剂或自

体脂肪移植进行治疗。填充剂的选择取决于外科医生的经验和瘢痕的类型。自体脂肪是理想的，因为它是自然的、非免疫原性的，来源丰富，并且是所有填充剂中最永久性的。透明质酸填充剂也很受欢迎，因为容易获得、易于注射，由于在皮肤组织中天然存在，有优越的寿命、优异的安全性和低的过敏反应性。可用的有：Restylane®、Restylane Fine lines® 和 Perlane®（Medicis Aesthetics，Scottsdale，AZ），Hylaform® 和 Juvederm ultra plus®（Allergan，Irvine，CA）。聚 L- 乳酸（Poly-L-Lactic）（Sculptra，Dermik Laboratories，Bridgewater，NJ）由结晶的大小不规则的聚 -L- 乳酸微颗粒组成，主要用于 HIV 有关的面部脂肪萎缩。钙羟基磷灰石（Calciun hydroxylapatite，CaHA）（Radiesse®，Bioform Medical，San Mateo CA）是合成填料，通常持续 12 ～ 18 个月，并已用作痤疮瘢痕填料[1,2]。

* 如果瘢痕很宽，皮肤质地异常或萎缩，切除后沿松弛皮肤张力线缝合是一个更好的选择，因为软组织填充不会改善表面质地。

* 窄线状瘢痕最好用点阵分数激光表面重塑治疗[3,4]。如果皮肤质地相对正常，用 1 540 nm 铒玻璃激光非切除性表面重塑可能产生满意的反应。但是，因为结果缓慢，必须重复。其优点是几乎无需停工。如果有多个线状瘢痕和其他棚车状瘢痕，用烧蚀点阵分数 CO_2 激光 10 600 nm 波

长作皮肤表面重塑是一个更好的选择。

• 微针术也是一个有用的技术，因为其促使胶原化，并且改善瘢痕的质地。至少需要 3～4 次治疗，1 个月间歇期，以取得满意效果。

• 在过去流行中等深度化学剥脱、苯酚化学剥脱和传统电磨皮，但现在不经常使用，因为需有显著的停工时间和在深色皮肤较高的色素并发症风险。

术后护理

充分日光防护和重新开始预先引发方案很重要。

并发症

皮下分离的并发症包括血肿和结节形成。这些通常在 1～2 周自然消退。填充剂的并发症包括红斑和水肿。如果皮下分离不充分，纤维性粘连没有解除，可能会出现表面不规则。可见的丘疹和肉芽肿形成是用填充剂的其他并发症。由于粘连，用脂肪作软组织填充也可导致不规则轮廓。这可能引起瘢痕变得更突出。脂肪移植的不规则轮廓可在病灶内注射曲安奈德 5 mg/mL 治疗，而透明质酸引起的不规则轮廓用注射透明质酸酶治疗。点阵分数激光表面重塑的并发症包括长时间的红斑、色素沉着、色素减退、分界线和瘢痕。

小结

痤疮后线状瘢痕常见于颊部和眉间，由真皮或皮下组织的损失造成。可能窄或宽，治疗困难。充分的皮下分离是最有效的，之后在窄瘢痕用点阵分数激光表面重塑或微针术治疗，而用填充剂或自身脂肪的软组织填充治疗宽线状瘢痕。

-------------------- 参 · 考 · 文 · 献 --------------------

[1] Goldberg DJ, Amin S, Hussain M. Acne scar correction using calcium hydroxyapatite in a carrier-based gel. J Cosmet Laser Ther. 2006; 8: 134.

[2] Tzikas TL. Evaluation of the Radiance FN soft tissue filler for facial soft tissue augmentation. Arch Facial Plast Surg. 2004; 6: 234.

[3] Fulchiero GJ Jr, Parham-Vetter PC, Obagi S. Subcision and 1320-nm Nd: YAG nonablative laser resurfacing for the treatment of acne scars: a simultaneous split-face single patient trial. Dermatol Surg. 2004; 30: 1356.

[4] Chua SH, Ang P, Khoo L, et al. Nonablative 1450-nm diode laser in the treatment of facial atrophic acne scars in type Ⅳ to Ⅴ Asian skin: a prospective clinical study. Dermatol Surg. 2004; 30: 1287.

第十七章 丘疹性瘢痕

概　要

- 丘疹性瘢痕不是真正的丘疹，而是由于真皮胶原蛋白和弹力组织破坏所致的萎缩性瘢痕。
- 常见于鼻、下颌、胸部和背部。这些瘢痕可以用绝缘电线电极病灶内射频或非消融性点阵分数铒玻璃激光治疗。

引言

痤疮瘢痕需要按瘢痕类型而进行个体化治疗。因此，为了个体化治疗，重要是正确分类瘢痕。丘疹性瘢痕为肤色或色素减退性隆起性病变，最常发生于躯干、下颌和鼻（图 17.1A ~ B）。这些瘢痕由于毛囊周围真皮组织的胶原蛋白和弹力纤维的破坏所致。丘疹性瘢痕被误称，是因为它们实际上不是丘疹，而表现为像软组织升高的病变，如皮肤松弛症。丘疹性瘢痕应该与真正的肥

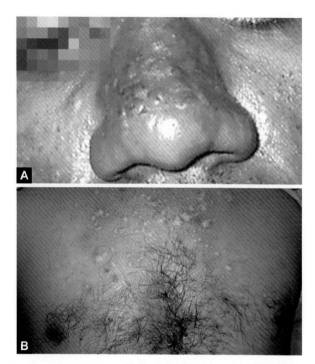

图 17.1A ～ B （A）鼻丘疹性瘢痕；（B）胸部色素减退性丘疹性痤疮瘢痕

大性瘢痕区别，后者也隆起。这可以通过拉紧皮肤来确定。丘疹性瘢痕会看不出和消失，而肥大性瘢痕则会继续隆起（图 17.2A ～ B）。丘疹性瘢痕是最难治疗的瘢痕之一。

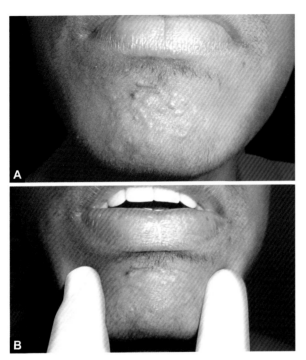

图 17.2A ～ B （A）下颌丘疹性瘢痕；（B）拉紧皮肤后看不出瘢痕

治疗方法

对于丘疹性瘢痕没有理想的治疗方法，通常需要多种模式联合治疗。

病变内射频和非切除性激光是治疗丘疹性瘢痕的最常用的方法。需要多次治疗以取得满意结果。

仪器

- 射频机。
- 绝缘线电极（图 17.3）。
- 非烧蚀性点阵分数激光或点阵分数射频。

适应证

可引起患者美容上困扰的丘疹性瘢痕。

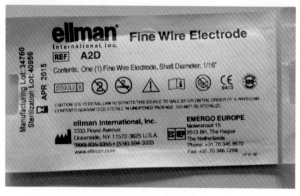

图 17.3 射频机的电线电极

禁忌证

高预期的患者。因为丘疹性瘢痕很难治疗，需要适当的患者辅导和指导。

局限性

治疗反应可能是部分性的，可能需要重复治疗。

注意事项

射频治疗后可能发生炎症后色素沉着。

术前准备

控制活动性痤疮非常重要。应在开始治疗前 2 周应用防晒剂和外用维甲酸、乙醇酸、曲酸或对苯二酚，尤其是对易发生炎症后色素沉着的患者。

技术

- 知情同意书和间接照明的治疗前照片非常重要。应该以标准方式取正面、侧面和斜面 3 个视图。

- 应该评估丘疹性瘢痕的部位、数量、尺寸和深度。

- 该部位清洁消毒后，患者取坐位或站立位，用标记笔或用抗生素软膏标记瘢痕。卧位时很多瘢痕会看不出而错过。

- 首选局部麻醉，因为其不会抹去瘢痕。然而，敏感患者局部麻醉可能不够，可给予区域阻滞或区域神经阻滞。最好避免用浸润麻醉，因为会抹去瘢痕。

- 射频机的功率应该很小。Ellman® 在切割和凝固模式，功率为 2 足够。电极应为单线电极，优选绝缘。

- 垂直接近瘢痕，电线电极插入到真皮深层的深度（图 17.4）。其原理是射频能量刺激真皮使胶原化，同时引起收缩使瘢痕不明显。

- 单独治疗每个瘢痕。治疗后皮肤应充分冷却。

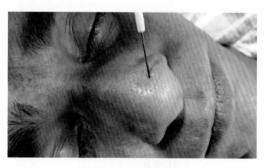

图 17.4　皮损内射频图

- 继续应用防晒剂和亮肤剂直至痊愈。

- 如果有设备，铒玻璃 1 540 nm 非烧蚀点阵分数激光是一个替代治疗选择。治疗的原理相同。

- 可能需要多次治疗以取得满意效果（图 17.5A ～ C）。

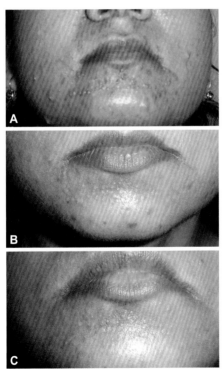

图 17.5A ～ C （A）下颌丘疹脓疱性痤疮；（B）下颌的丘疹性痤疮瘢痕；（C）2 次病变内射频后

术后护理

除了防晒和应用防晒剂，不需要特殊护理。该手术操作可以在 2 ~ 4 周间隔重复。

并发症

炎症后色素沉着常见，亮肤剂治疗有效[1]。如果胶原化形成不是最佳，可见到反应不足或患者不满意。过度组织破坏后可发生凹陷性瘢痕。

小结

丘疹性瘢痕是很难治疗的，并且需要促进真皮胶原化形成。使用病灶内绝缘电线电极射频或非消融分数铒玻璃激光的方法治疗是首选的治疗方法。

-------------------- 参·考·文·献 --------------------

[1] Chan HH, Manstein D, Yu CS, et al. The prevalence and risk factors of post-inflammatory hyperpigmentation after fractional resurfacing in Asians. Lasers Surg Med. 2007; 39: 381-5.

第十八章　瘢痕疙瘩、肥大性瘢痕和桥状瘢痕

概　要

- 肥大性瘢痕和瘢痕疙瘩常见于男性，主要在背部、胸部、肩部、三角肌和下颌区。
- 积极治疗痤疮对于防止新病变非常重要。
- 使用病灶内长期治疗是治疗成功的关键。

引言

痤疮的长期慢性炎症导致瘢痕。当瘢痕升高到皮肤水平之上发生肥大性瘢痕，但在原发病灶的范围之内。这些瘢痕常见于背部、胸部、肩部、三角肌和下颌区域（图18.1）。与女性相比，男性常见。初期皮损可能是无伤害的丘疹或脓疱，只在病损变肥厚时被注意到。当瘢痕超出原发病灶范围并形成不规则的爪样边界，称为瘢痕疙瘩。这些瘢痕是很持久的、广泛的和毁容性的，并伴瘙痒和疼痛。

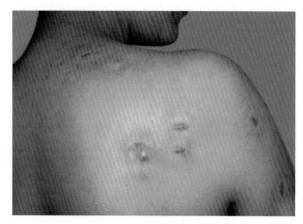

图 18.1　背部肥大性瘢痕

瘢痕的病理生理学和预防

　　肥大性瘢痕和瘢痕疙瘩的发生是由于异常的皮损愈合过程所致的，组织修复和其调控机制受损。创面的愈合期包括初始炎症期，持续 48 ～ 72 小时，其后增殖期持续 3 ～ 6 周，随后为可以持续数月的成熟或重塑期。众多的信号分子，包括生长因子如 TGF-β、PDGF、血管内皮生长因子（VEGF）、促分裂原活化蛋白（MAP）激酶、基质金属蛋白酶（MMPs）和金属蛋白酶的组织抑制剂（TIMPs），在分子水平调节伤口愈合的这一复杂过程[1]。在肥大性瘢痕，胶原合成约比正常皮肤多 3 倍，瘢痕疙瘩

中的胶原蛋白合成比正常皮肤多 20 倍。此外，Ⅰ型胶原
与Ⅲ型胶原的比例也高。对肥大性瘢痕和瘢痕疙瘩患者，
最重要的考虑是防止进一步病变。预防的原则是早期治疗
炎症。痤疮病变的适当处理也很重要，无论小或轻微皮
损。延误治疗导致瘢痕的发展。在 Layton 等 [2] 的一项 185
例严重瘢痕患者的研究中，躯干部位肥大性瘢痕和瘢痕疙
瘩较常见于男性。观察到虽然 85% 的肥大性瘢痕患者有结
节性痤疮，仅仅 15% 有表浅性炎症性病变。

治疗方法

肥大性瘢痕和瘢痕疙瘩一旦形成，治疗原则保持相
同。治疗方法如下。

非手术保守治疗
- 基于硅的产品。
- 病灶内注射类固醇激素。
- 冷冻疗法。
- 脉冲颜料激光。
- 外科切除，随后病灶内注射类固醇激素。
- 含洋葱制剂。

肥大性瘢痕在瘢痕成熟期间可能自然改善。但是，应

用非外科疗法的优点是可以加快这个过程和改善主观症状，使患者更舒服。瘢痕疙瘩需要积极治疗。

适应证

- 无改善的或位于美观上的重要部位的肥大性瘢痕。
- 瘢痕疙瘩。

禁忌证

应避免外用类固醇激素以防止痤疮加剧、发生新的病变。也应该避免积极的病灶内注射类固醇以防止萎缩，尤其在面部。

局限性

治疗瘢痕疙瘩的局限性应该清楚地向患者解释。瘢痕不会完全消失，并且复发的概率很大。

注意事项

继续治疗痤疮以防痤疮发展为较新的活动性病变。

即使患者有轻度痤疮，也应该给予异维甲酸。如果有活动性感染，应首先给予全身抗生素以防止因异维甲酸可能导致的痤疮加重。

治疗方法的选择

下面所列条目有助于选择治疗方法。为防止复发，必须长期随访和持续治疗。

- 病灶内注射类固醇激素。
- 冷冻疗法。
- 硅胶和硅胶片。
- 射频烧蚀。
- 激光：脉冲颜料激光用于早期瘢痕。CO_2 激光切除用于陈旧病变。

治疗后护理

最初治疗之后，当病变完全变平，密切随访必不可少。外用硅凝胶产品和用胶带施压可促使复发。笔者更倾向给予预防性低强度病灶内注射类固醇激素 2.5 mg/mL，当病灶变平后，每月 1 次，共 6 个月（图 18.2A ～ B）。

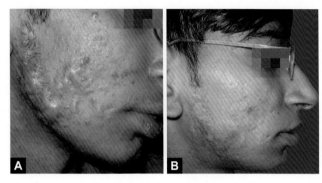

图 18.2A ～ B　下颌瘢痕疙瘩

并发症

病灶内注射类固醇激素后可能发生皮肤萎缩、瘢痕和色素减退或色素沉着（图 18.3）。这些并发症通常随时间改善。

桥状瘢痕

桥状瘢痕发生于严重的痤疮愈合后。表现为纤维条带覆盖瘢痕皮肤，或上皮片连接在一起的多发线状瘢痕（图 18.4）。其往往含有恶臭的皮脂产物。最好的治疗方法是切除上皮片，清除内容物，并完全切除瘢痕组织。随后沿着松弛的皮肤张力线缝合。

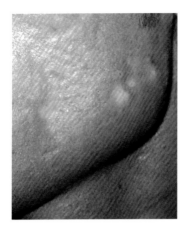

图 18.3　病灶内注射类固醇激素后皮肤色素减退

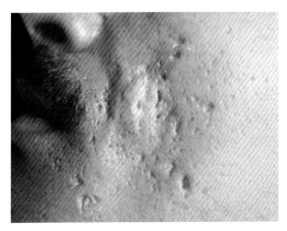

图 18.4　颊部桥状瘢痕

小结

治疗痤疮后肥大性瘢痕和瘢痕疙瘩是一项艰难的任务，因为病变往往分布广且是多发性的，发生在美观上的重要部位，如面部。最好方法是积极治疗痤疮以达到预防效果。当肥大性瘢痕和瘢痕疙瘩已经发生时，治疗应是保守性的。病灶内注射含或不含5-氟尿嘧啶的类固醇激素是主要治疗方法。也可与冷冻疗法联合。长期随访，以硅胶和封闭法维持治疗有助于防止复发。

-------------------- **参·考·文·献** --------------------

[1] Wolfram D, Tzankov A, Pulzi P, et al. Hypertrophic Scars and Keloids. A Review of Their Pathophysiology, Risk Factors, and Therapeutic Management. Dermatol Surg. 2009; 35: 171-81.

[2] Layton AM, Manderson CA, Gunhffe WJ. A clinical evaluation of acne scarring and its incidence. Clin Exp Dermatol. 1994; 19: 305-8.

第十九章 痤疮瘢痕治疗相关并发症和处理

概 要

- 用积极的治疗方式如中度和深度化学剥脱与烧蚀激光表面重塑，并发症发生较为普遍。
- 长时间的色素沉着是深色皮肤最常见的并发症。
- 多种微创治疗方法的联合是防止并发症的关键。
- 预先引发和辅导患者在整个治疗期间是很重要的。

引言

治疗痤疮瘢痕的需求正在上升。尽管有多种治疗方法可供应用，获得满意、显著的痤疮瘢痕矫正效果仍然是一个挑战。治疗较深肤色时挑战在进一步增加，因为并发症的风险较大。有必要在处理深色皮肤痤疮瘢痕时走一条平衡之路，此时获得最佳效果的概率大于其副作用的发生风险。医生常常被迫进行不是很有力的痤疮瘢痕治疗，重复进行手术以尽量减少副作用。传统治疗方法包括深层苯酚化学剥脱、磨皮、烧蚀性激光表面重塑和瘢痕修复手术，由于有色素沉着和色素减退的风险，在Ⅳ～Ⅵ型皮肤受到限制。

深色皮肤的问题

处理较暗皮肤的问题是：

- 较深手术介入的长期炎症。

- 持续性色素变化。

- 不可预知的结果。

为了预防并发症，导致疗效减低的非最佳治疗方法通常优于导致色素性并发症的侵入性手术。于是，对于较深肤色，必须慎重选择手术方法，个性化治疗以优化疗效，减少副作用。痤疮瘢痕的某些特有的特征必须牢记，以取得满意效果。

- 瘢痕分布在面部不同解剖部位。

- 瘢痕在不同部位有不同表现。

- 每个区域可能有多种类型的瘢痕。

- 共同存在的活动性痤疮可以重叠。

评估有风险的患者

多种干预方法可以单独应用，或联合应用，或顺序应用以提高疗效。一些影响治疗的相关因素是先前治疗方法的疗效和耐受性，以及患者与所推荐疗法的配合程度。因此，评估一例患者在一次手术发生并发症的潜在风险的框架必须包括下述因素。

皮肤类型、性别和患者年龄

较深皮肤色素沉着风险较大。不保护日光照射和未启动预防措施的皮肤有发生并发症的重大风险，特别是色素沉着过度。对于涉及中度化学剥脱和激光表面重塑技术的干预措施也是如此。

紫外线曝露产生的表皮黑色素可能会干扰激光治疗，可增加瘢痕、色素减退或色素增加的风险。为了检查晒黑，可能的治疗部位应该与没有日光照射的皮肤部位比较。日光晒黑的皮肤，即使应用表浅化学剥脱，有色素性副作用发生的高度风险，这种风险比用较深层干预如深的化学剥脱或激光表面重塑提高了4倍。在这些患者中，任何手术干预均应在适当的预先引发后进行[1]。

如果存在皮肤晒黑，治疗应延迟，直到将治疗部位的晒黑斑尽可能消退[1]。

干性敏感性皮肤更容易发生并发症，尤其化学剥脱，炎症性化学剥脱剂更是如此。与干燥皮肤相比，油性皮肤在预先引发阶段发生刺激性和维甲酸皮炎的概率较小。笔者发现，与女性相比，男性皮肤较厚、较油性，对外科性瘢痕手术如化学剥脱、微晶磨皮或激光表面重塑有较少刺激反应机会。与年轻皮肤相比，较成熟的皮肤干燥、质地不规则。根据笔者的经验，在恢复阶段，与年轻皮肤比，成熟皮肤的上皮再生较慢，所以，成熟皮肤发生并发症的潜在机会比年轻者多。皮肤附属器结构数量减少的患者，如硬皮病患者、烧伤瘢痕或既往有皮肤电离辐射病史，都不是烧蚀性激光表面重塑技术的好的候选病例。

有瘢痕疙瘩倾向的患者对侵入性干预措施相对禁忌，而对局部用类固醇激素、过敏反应可能性、光敏药物、既往手术、吸烟和户外活动的患者应极为谨慎地处理，以避免发生并发症。

瘢痕的分级、深度和严重程度

与深的严重全面部色素性瘢痕相比，低等级、表浅、局部分布的瘢痕有较少机会因干预手术发生并发症。对于在社交距离不是很明显的轻度瘢痕，并发症发生风险很小的手术如微晶磨皮或表浅化学剥脱已足够。在社交距离明显的较深和严重瘢痕需要中等深度的治疗，如激光表面重塑或瘢痕修复技术。这些瘢痕需要联合治疗，增加治疗次数，因此，增加了不利影响的风险。

瘢痕分布

与面颊和下颌比较，面部突出部分如额部和鼻的瘢痕有较高色素改变的风险。在胸部和背部的瘢痕有较高肥厚性瘢痕和瘢痕疙瘩的风险。因为在非面部区域皮肤附属器官的数量较少，并发症风险增多，尤其在深度化学剥脱或激光表面重塑后，因此痊愈慢。

瘢痕类型

深的栅车状瘢痕需要积极的治疗，并发症风险较高。更深层和侵入性干预有较高的不良反应机会。

治疗方法选择

选择改善瘢痕的治疗方法取决于副作用的风险。治疗模式如微晶磨皮或微针术引起的副作用最小，但同时对于高级别的瘢痕是无效果的。与中度化学剥脱相比，表浅化学剥脱治疗后色素变化风险较小。在较深肤色皮肤，由于色素减退或色素沉着的可能性很大，尽量避免深度化学剥脱。化学剥脱剂炎症越明显，色素变化的风险越大。与三氯乙酸相比，水杨酸剥脱剂有较低的色素沉着风险。在术后间歇期，烧蚀性激光比非烧蚀激光更易产生色素。点阵分数激光很受欢迎，因为它们提供部分性烧蚀，很少导致热损伤，停工时间短，副作用较小。长脉冲激光较短脉冲激光更适合有色皮肤痤疮瘢痕的治疗。点阵分数铒激光表面重塑较 CO_2 激光色素改变的风险更小。

治疗方法的联合

没有单一的治疗方式可以完全改善痤疮瘢痕。因此，目前的倾向是联合和轮换治疗技术。这对于深栅车状、深滚动状和冰锥状瘢痕患者而言，化学剥脱、点阵分数激光表面重塑、微针术和皮下分离联合或者轮换进行。应该选择最适合瘢痕类型的、最小并发症风险的一种技术，例如，治疗棚车状瘢痕和冰锥状瘢痕最好联合三氯乙酸皮肤瘢痕化学重建剥脱与点阵分数激光表面重塑方法，而不是全面部三氯乙酸剥脱与点阵分数激光表面重塑。

患者依从性

患者的心理框架是一个需要注意的重要因素。对一例顺从的患者，治疗的轻微不良反应总是很容易通过向临床医生适当咨询得到处理，对一例非常焦虑苛刻、可能有不切实际期望和不能容忍最小、短暂副作用的患者则相反。重要的是不要承诺优异疗效而是轻描淡写说结果。一例不顺从的患者也不会听从指令，不会做适当术后护理，因此增加并发症的发生风险。

患者的现实预期

一例有不切实际预期的患者将永远不会满意，甚至是对一个最佳的结果，医生必须对这些患者做工作，通过深入辅导提供有关信息，如每种治疗方法的利和弊、治疗程序细节和患者依从性要求，应该强调患者必须依从预先引发和术后护理。也应该解释激光手术或磨皮手术的恢复时间比化学剥脱长得多。

必须拍治疗前的照片，用于跟踪治疗结果。

瘢痕治疗干预阶段

在这一阶段瘢痕接受治疗对于临床结果和避免并发症很重要。在早期干预比在成熟萎缩瘢痕期有更好效果（表19.1）。

表 19.1　痤疮瘢痕的演变阶段

• 最初的红斑
• 较后紫色或蓝色
• 晚期瘢痕萎缩、色素沉着或呈肤色

目前的趋势是，在早期治疗瘢痕以防止长期萎缩性变化和发展。在很多病例，当患者在抗痤疮治疗期间，痤疮消退后必须立即预先引发和抗瘢痕治疗。一个人的痤疮瘢痕形成能力取决于愈合期间患者的炎症情况。旺盛的非特异性炎症浸润快速消退的不是瘢痕患者。那些表现为较特异且无效的炎性反应、伴长期血管形成的患者是瘢痕患者[2]。

因此，如果通过任何物理疗法寻求干预措施，旨在消除不良的炎性反应或分解差的血管生成似乎是合理的[3]。早期治疗将会帮助防止炎症性痤疮痊愈病变的瘢痕形成[2,3]。

既往有激光皮肤表面重塑、化学剥脱等治疗史值得注意，由于存在纤维化，这些手术可能减慢创面痊愈过程[4,5]。

基本的预防措施和并发症的避免

减少并发症的基本原则是避免高危患者的侵入性手术干预（表 19.2）。

表 19.2　侵入性治疗的相对禁忌证

下述患者避免侵入性治疗：
• 瘢痕疙瘩倾向
• 活动性严重痤疮
• 不切实际预期
• 活动性单纯疱疹或细菌感染
• 6 个月内应用异维甲酸
• 不稳定的白癜风和银屑病
• 相关的光加剧皮肤病
• 妊娠和哺乳期，阿司匹林过敏者的水杨酸化学剥脱
• 心脏病患者的苯酚化学剥脱

治疗前准备阶段

在瘢痕种类、皮肤类型和决定瘢痕治疗方式的基本评估后，医生需要进行基本的治疗前处理方案以预先引发患者。无论选择什么方式，化学剥脱或激光，医生需要预先引发皮肤，使之有利于治疗。笔者遵循治疗前必须做清单的一般模式。这不仅有助于建立患者的依从性，也有利于医生准备皮肤进行侵入性手术。测量皮肤阈值，也有助于暴露任何隐藏的风险。例如，用防晒剂进行预先引发时，由于防晒霜的光敏感可能性，光敏感皮肤暴露出来。同样，用维甲酸预先引发可能暴露干燥的敏感性皮肤，其可能表现为维甲酸皮炎，使医生推迟治疗干预。

控制痤疮

当存在活动性严重痤疮时，避免过分有力的瘢痕治疗方法。当活动性痤疮几乎被控制时，化学剥脱可作用于残余痤疮，针对痤疮后色素沉着和早期轻度瘢痕。当残余痤疮尚存在时，尝试进行激光表面重塑或微针术，增加痤疮进一步发作和新瘢痕形成的风险，医生必须警惕，在更深层手术干预之前控制和清除痤疮。笔者目前应用水杨酸、扁桃酸或乙醇酸浅度化学剥脱作为点阵分数激光表面重塑前的预先引发。这有助减轻残余痤疮和去除瘢痕上的表浅色素，因此，使皮肤更适合于中度至深度瘢痕的点阵分数激光表面重塑。

日光控制

在治疗之前和整个治疗期间建议应用具有良好避免UVA/UVB的广谱防晒剂。对肤色较深患者和晒黑患者，宜术前应用含对苯二酚（2% ~ 4%）化合物、局部维甲酸如维甲酸和阿达帕林、曲酸、熊果苷或其他的增白剂以减少炎症后色素沉着的风险。广谱防晒剂 SPF 15 以上，避免 UVA，提前（约 3 个月）开始。在某些患者，手术进行前可以暴露具有光敏感性的防晒剂。较新的光稳定性广谱防晒剂，含物理阻断，为常用的处方[1-6]。

异维甲酸和光敏感药物

口服维甲酸治疗的患者，在停药 6 个月内，不宜做痤疮瘢痕深治疗，如深度化学剥脱和烧蚀激光表面重塑，因为瘢痕疙瘩形成风险增高。然而，表浅化学剥脱、分数激光表面重塑相对安全，在所有预防措施下可以执行。术前应该至少停用光敏感药物 6 周[6]。

单纯疱疹病史

术后单纯疱疹激活的风险增加，可扩散到治疗区域和引起瘢痕；如果治疗医生决定进行手术，应对患者解释风险和效益，手术应该在获得知情同意书和口服阿昔洛韦 1 个疗程后开始进行[1, 7-9]。

增白剂

在任何干预手术前，预先引发以减少伤口痊愈时间和炎症后色素沉着的风险。预先引发可测定患者的耐受性和建立患者的依从性。为了使任何一种痤疮瘢痕治疗模式更有改善效果和减少副作用，必须选择适当和特定的预先引发剂。

• 氢醌（2% ~ 4%）是金标准，尤其化学剥脱和点阵分数激光表面重塑用于色素性瘢痕（可用双重组合）。

• 维甲酸（阿达帕林、他扎罗汀）是痤疮和瘢痕的理想引发剂，可以与曲酸、熊果苷或乙醇酸联合。应避免三重组合。

• 乙醇酸是瘢痕和浅皱纹与皮肤质地改善的化学剥脱最好的预先引发剂，尤其是对较老的患者。

• 在化学剥脱前 2 ～ 4 周进行预先引发。在化学剥脱前 4 ～ 7 天停用维甲酸，术后 4 ～ 5 天重新开始。

测试斑：一个测试斑有助于确定个体的激光治疗参数，或者化学剥脱剂的强度；对于化学剥脱或激光是如此。这在法医情况下也是有帮助的。尤其是，最好所有的开始实践者在所有患者治疗全脸前进行激光或化学剥脱测试，因为皮肤类型和皮肤颜色并不总是一致的。对于化学剥脱，测试斑应该做水杨酸、乳酸/乙醇酸化学剥脱。对肤色较深者，由于间苯二酚容易刺激，不常应用，很大程度上用柠檬酸代替，柠檬酸是一种剥脱增强剂。

治疗阶段

采用正确的技术

进行正确的手术干预取决于临床医生的敏锐和技能。没有经验的工作人员或不合格的个人进行不适当或匆忙进行的手术往往导致明显的副作用。

术后阶段

建议治疗前和整个治疗期间应用具良好遮蔽 UVA 和 UVB 的广谱防晒剂。治疗后治疗区立即出现红斑和炎症。在进行皮肤针滚筒、激光和化学剥脱后，应用冰袋冷敷直至烧灼感消失，然后使用一层抗生素，如莫匹星，用纱布覆盖。嘱患者用大量水清洗该区域，每天应用软膏 2 次直至皮肤痊愈，可能需 5 ~ 10 天。如果治疗医生认为必需，可以口服抗生素，但不是强制性的。当治疗大的病变时，可能需要抗炎药物。嘱患者避免日光曝晒，并在治疗区避免应用化妆品。间隔 6 ~ 8 周进行治疗。术后可用增白剂，但是只有在结痂消退后[6, 9]。

治疗后阶段进行充分咨询

必须作充分的治疗后咨询，以改善患者的依从性和坚持治疗方案。

如何通过特定的治疗方式将并发症风险降至最低

微晶磨皮

微晶磨皮对粉刺痤疮有益，改善 1 ~ 2 级痤疮瘢痕的皮肤质地和质量。由于存在深层无意皮层剥脱吸收和炎症后色素变化的潜在风险，因此，要避免在乙醇酸剥脱和三氯乙酸剥脱的植酸缓释脱皮前进行微晶磨皮。治疗区域暂时性剥脱、青紫、烧灼感、光敏感和疼痛是短暂的。在侵入性微晶磨皮后可产生痤疮发作、粟丘疹、继发性细菌感染、持续性红斑水肿和炎症后色素沉着[10]（图 19.1）。

化学剥脱

化学剥脱的正面和负面效果均基于浓度、持续时间、皮肤类型、既往医学或外科干预、部位以及术前和术后阳

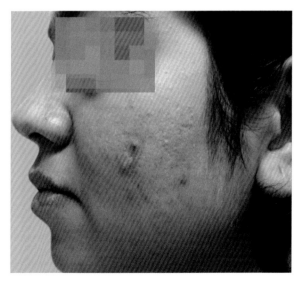

图 19.1　微晶磨皮后的局限性脓疱性痤疮

光照射，合并用药和其他因素。剥脱剂中，水杨酸炎症性最小，其次是三氯乙酸和乙醇酸、间苯二酚、Jessner 溶液，而苯酚剥脱是最炎症性的剥脱。

单独应用乙醇酸剥脱的局限性是不能采用高浓度游离酸剥脱，因为在较深色皮肤增加并发症的潜在风险（图19.2）。缓慢释放和 α- 羟基酸与其他剥脱剂如 β- 羟基酸联合，已经慢慢取代了传统的乙醇酸。

扁桃酸具有抗菌功能，对于深色皮肤较安全。基于凝胶的组合皮肤剥脱有较少的游离酸可用，因此副作用的发生率较低，对敏感性皮肤较安全。较新的乙醇酸剥脱与硝

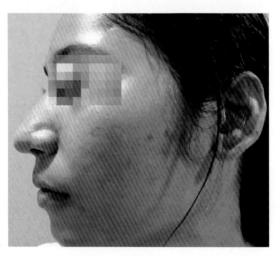

图 19.2　高浓度乙醇酸剥脱后的炎症后色素沉着

酸锶配方可减少潜在的刺激性。

中度剥脱主要认为是 25% ~ 40% 三氯乙酸溶液。目前的研究已经表明，对网状真皮的损伤以瘢痕形成痊愈[11]。这说明用三氯乙酸做较深的化学剥脱伴随并发症发生率增加的风险，无疑不推荐。高浓度三氯乙酸可能导致瘢痕或色素沉着。对于较深色素性皮肤，优选低浓度三氯乙酸剥脱。而且，局部使用高强度 TCA 其色素性副作用的风险较全脸 TCA 化学剥脱低。

被认为是深度剥脱的常常是以苯酚（碳酸）或巴豆油为主的剥脱。虽然这些可以更有效，但副作用潜在风险更大，包括痤疮、粟丘疹、皮炎、色素性变化、继发性感染、萎缩或瘢痕。苯酚剥脱需要全心肺监护和静脉补液，因为有潜在的直接的心脏毒性，导致心肌收缩和电活动减弱[12]。

在应用间苯二酚和苯酚时，应注意直接毒性和色素变化。在较新改变的制剂，加入对苯二酚和曲酸以降低色素沉着风险。

在色素性皮肤通常避免深的剥脱，现在主要由点阵分数激光表面重塑模式代替。

剥脱过程中最值得警惕的是，因为大多数不良反应的发生是因为差的预先引发、违规、选错剥脱剂等。治疗有色皮肤需要额外考虑，必须注意防止色素变化，所以须充分预先引发和实现正确的剥脱深度。

用苯酚剥脱并发症发生率最高，幸运的是，对深色皮肤痤疮瘢痕很少进行。水杨酸化学剥脱是比较安全的。当与较低浓度或凝胶基或与组合性剥脱剂相比较时，高浓度游离乙醇酸化学剥脱伴表皮松解、炎症后色素沉着和刺激性，组合剥脱剂具有低浓度兼容配方[13, 14]。

一种剥脱剂必须在最佳强度产生最佳效果！引起最小炎症和无色素性不良反应。为实现这个目标，必须有一个炎症控制阶段（表 19.3）。

表 19.3　化学剥脱时尽量减少风险

- 当开始学习进行化学剥脱时，停留在有限的基本剥脱剂类型和浓度——水杨酸、乙醇酸、扁桃酸是很好的起点化学剥脱，然后增加三氯乙酸，联合、顺序和转换剥脱

- 通过选择最不强的剥脱剂联合或顺序应用能相容的剥脱剂以降低风险优化结果

- 用凝胶进行，并且升级到用高游离酸可用性的液体剥脱

- 抗氧化剂如口服维生素 C、口服 β- 胡萝卜素、柠檬酸、扁桃酸、抗坏血酸葡萄糖苷、阿魏酸、根皮素、植酸作为佑剂有助于控制炎症，在某种程度上都是有益的

- 照片记录文件用于比较和监测各次治疗之间效果：形成学习曲线

微针术

微针术常伴随短暂性的痤疮发作、水肿和红斑。有时

可能发生继发性细菌感染，激活单纯疱疹。通过给予阿昔洛韦和适当抗生素治疗后容易处理。有时，可发生意外针的皮肤植入，这对于良好质量设备很罕见。

皮下分离

皮下分离术后，常见一定量的血液渗透，如果使用大斜角针更会这样。出血是有价值的，因为它可防止重新附着，瘀斑机化也帮助胶原化形成。青紫、肿胀和囊肿形成是继发于皮下分离的并发症。

皮下分离可跟随于皮针滚筒或填充注射，这些技术组合在治疗 3 ~ 4 级瘢痕方面达到美容上令人满意的结果。有时皮下分离与皮针滚筒结合可能产生痤疮发作和增加继发性感染。血肿常可以很明显，也可引起继发性感染。术后适当地口服和外用抗生素，以及抗炎药物是有益的（图 19.3）。

激光表面重塑

激光烧蚀产生瘢痕的优秀表面重塑，但可合并严重并发症，这使其不受欢迎。因此，这些激光几乎被放弃。色素并发症尤其对亚洲人的皮肤是一个缺点。铒：YAG 激光表面重塑的副作用情况与 CO_2 激光相似，但较轻而短暂，CO_2 激光表面重塑导致深的部分厚度皮肤损伤。用烧蚀模

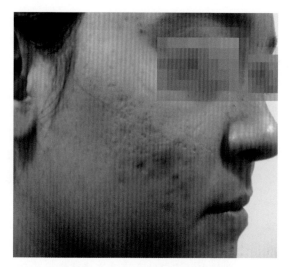

图 19.3　皮下分离 1 周后的囊肿性痤疮

式，CO_2 激光后的水肿和红斑可持续 3 ~ 4 个月，用短脉冲铒：YAG 激光，持续 2 ~ 4 周。CO_2 激光上皮生成时间是 8 ~ 10 天，铒：YAG 激光为 5 天[15]。

　　激光后护理阶段需要加强局部皮肤治疗，伴随表面酵母菌、病毒和细菌多重感染的风险[16]。

　　CO_2 表面重塑后色素沉着常见，可持续 3 ~ 6 周。在深色皮肤眼周分界线较常见。用铒：YAG 激光的发生率较少，色素沉着消退较快，并且应用亮肤霜和浅的化学剥脱后大部分色素沉着消退。

烧蚀激光后色素减退往往是长期的、顽固的，但比色素沉着少见。较常见于侵入性治疗后[16,17]。

激活单纯疱疹和细菌感染是潜在的严重并发症，因为瘢痕变得不可避免。

瘢痕恶化可能见于应用侵害性激光参数，尤其在非面部位做表面重塑，由于毛囊皮脂腺单元稀少和再上皮化缓慢。

CO_2激光与铒：YAG激光联合表面重塑有助于治疗更深瘢痕，通过引起细的组织烧蚀和更好的胶原蛋白收缩重塑，但可由于延长恢复时间而伴随较高的并发症风险[17]。

点阵分数激光

点阵分数激光是烧蚀性激光和非烧蚀性激光模式之间的一个平衡。烧蚀组织的微热区通过表皮挤出，周围未经治疗的区域有助于快速重新上皮化和重塑。

选择适当的激光参数

通量：最好始终从最低的能量密度开始，然后在随后的治疗中加强能量。起初时，深色皮肤应用的能量较小。如反应欠佳，通量可以增加。如果表皮碎片显著，通量应降低。在应用铒：YAG点阵分数烧蚀激光重建表面治疗时，多次叠加适用于痤疮瘢痕，而不是多次通过。对于暗的皮肤，长脉冲模式较短脉冲模式好。较大的光斑尺寸允许更深的穿透，产生较少的组织飞溅[4]。

疼痛处理非常重要，必须应用表面麻醉霜。常常需要镇痛药以减少患者不适。水肿持续 2 ~ 4 天。可给予短程外用类固醇激素。皮肤绷紧感和干燥维持 1 ~ 3 天，脱皮和有时结痂，如果应用较高通量治疗（图 19.4）。虽然在很大程度上点阵分数激光较安全，无例外炎症后色素沉着，在较深皮肤通常报道发病率为 10% ~ 12%。激光前

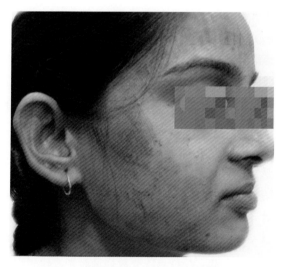

图 19.4 点阵分数激光表面重塑剥脱期第 4 天

预先引发剂和化学剥脱是减少这些的关键。用高通量治疗很大面积的大块加热最好避免，每次通过之间冷却有益处。在一次治疗中，治疗 30% ~ 40% 以上皮肤可导致不良后果[18,19]。

铒：YAG 激光表面重塑的轻度并发症包括粟丘疹、痤疮加剧、接触性皮炎或口周皮炎。中度并发症包括局部病毒、细菌（图 19.5）和念珠菌感染，持久红斑（图 19.6、图 19.7），短暂的治疗后色素沉着和迟发性色素减退。最

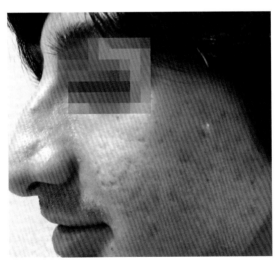

图 19.5 点阵分数铒：YAG 激光表面重塑后有脓疱性毛囊炎

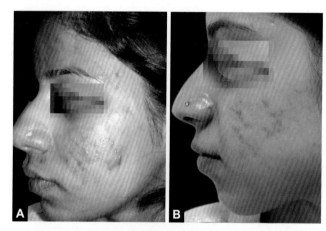

图 19.6A ～ B （A）点阵分数铒：YAG 激光表面重塑诱发的立即红斑和水肿；（B）铒：YAG 点阵分数激光表面重塑后 6 个月

严重的并发症包括纤维化、肥大性瘢痕、播散性感染和睑外翻。在愈合上皮再生期间需要对患者进行详细的评估。这个很重要，因为并发症识别和治疗上的延迟可能导致严重的不良后果，如持久性色素沉着和瘢痕形成[20]。

非烧蚀性激光

这些激光非特异性地加热真皮乳头层和网状层，无任何表皮损伤。深层真皮加热激活成纤维细胞增殖和胶原重塑，也被称为表面下重塑。与烧蚀激光和点阵分数激光

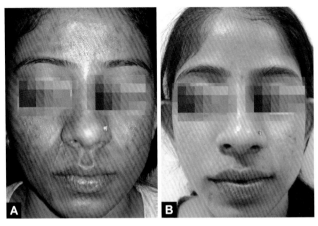

图 19.7A ～ B **铒：YAG 分数激光表面重塑后立即出现的红斑和水肿**

相比，尽管表现为轻度改善，但是安全性高，治疗时间很少[21]。

冷却不足的不受控制的表皮加热可以导致并发症，如表皮水泡、烧伤、丧失皮肤屏障功能、色素沉着和瘢痕。最佳的表皮温度可在 40 ～ 48℃，这相当于真皮温度 50 ～ 55℃。如果温度达到 60 ～ 65℃时将会发生并发症[21]。

如果进行太积极、太多冷却时可以引起炎症、冷冻坏死、色素沉着和瘢痕形成。凝胶冷却可能不整洁，凝胶还可覆盖激光头，积累残渣。非烧蚀点阵分数激光比烧蚀分数点阵激光疗法有较大的安全系数 [22]。

色素沉着是一个担忧，在较深皮肤常常需要通过降低通量和多次治疗。因为黑色素吸收系数随近红外和红外线波长增加而降低，为深色皮肤提供最好的非烧蚀性年轻化作用 [23]。

非烧蚀点阵分数激光表面重塑对亚洲人是有效和安全的。减少通过次数和减少总治疗密度，炎症后色素沉着的风险降低。在此同时，通过增加总的治疗次数以维持临床效果 [24-27]。

瘢痕整形手术——打孔移植、打孔浮选和打孔切除

冰锥状瘢痕、棚车状瘢痕和滚动状瘢痕可以通过瘢痕修复手术处理。虽然青紫瘀斑、肥厚、毛囊皮脂腺单元破裂的囊肿、感染或瘢痕恶化不常见，但也可能发生。鹅卵石状瘢痕和环状瘢痕形成于打孔移植和打孔浮选术后。其次，如果有预期和需要，在该部位也可做精细整形手术。在瘢痕的打孔切除后，激光表面重塑是整形手术后作为精细手术的一个合适选择。注意到的好处是，打孔切除去除瘢痕较深部分，仅表浅激光通过几次即可治疗。因此，如果完成手术，也可能考虑激光表面重塑，因为发生不良反应的机会减少 [28]。

填充剂

注射性填充剂可以作痤疮瘢痕的短期、中期或长期矫正。交联透明质酸填充剂常常用来填充痤疮瘢痕,最好用于黄斑性瘢痕和滚动状棚车样瘢痕以及凹陷性萎缩性瘢痕。透明质酸产品可直接注入个别凹陷性或棚车状瘢痕下面,或者滚动状瘢痕支撑区。透明质酸填充剂过敏反应发生的可能性很低,因为他们不是种属或组织特异性的[29]。

硅和聚丙烯酰胺填充剂用于长期纠正,但肉芽肿形成的风险增加。

用皮下分离手术破坏粘连性瘢痕,之后用填充剂是一种常见手术,产生令人满意的美容效果,但常伴随副作用的增加。

半永久性大颗粒填充剂,如羟基磷灰石钙有长达 1 年的较长持久性,适合大的滚动状瘢痕区;厚填充剂必须注射在不高于真皮皮下组织交界处。

填充剂的真正副作用包括过敏反应、肉芽肿形成、血管闭塞或血管损伤、丁达尔效应(Tyndall effect,由于注射太表浅所致的紫癜斑)、过度矫正或持续性肿块和感染。短暂反应包括针痕、瘀斑、红斑或水肿,痤疮样皮疹,短暂肿块和无菌性脓肿[31-32]。

也有报道填充剂移动、继发感染和生物膜、肉芽肿形成、技术有关的坏死 [32]。

磨皮

曾经用于治疗严重和广泛痤疮瘢痕的全脸磨皮很受欢迎，近年来倾向于应用烧蚀点阵分数激光，如铒：YAG和 CO_2 激光，不应用全脸磨皮。这些较新技术停工数天恢复，相比而言，全脸磨皮患者必须停工很多周。全脸磨皮有很高的副作用风险，如持久水肿、红斑、长的愈合时间、色素沉着和色素减退、色素分界线。也报道有磨皮粟丘疹 [33, 34]。

冷冻疗法

冷冻疗法主要用于肥大性瘢痕和瘢痕疙瘩，采用液氮或 CO_2 霜。常见水疱和结痂，术后很少见到继发性细菌感染。萎缩和色素减退是迟发性副作用。冷冻疗法后的色素减退常常是长期持续的、永久的。

并发症的处理

各种介入手术的副作用和并发症是多种多样的，取决于患者选择、医生技能与术前和术后护理（表19.4）。一旦发生并发症，必须专门处理（表19.5）。

表 19.4　痤疮瘢痕介入性手术的并发症

介入性手术	轻度并发症	中度并发症	重度并发症
微晶磨皮	水肿、红斑	痤疮发作、色素沉着	—
化学剥脱	水肿、红斑、短暂色素沉着、刺激、干燥	持续性色素沉着、接触性皮炎、细菌感染、激活疱疹、痤疮样皮疹	色素减退、肥大性瘢痕、瘢痕疙瘩
点阵分数烧蚀性激光	疼痛、水肿、红斑、刺激、干燥	长时间的红斑、接触性皮炎	栗丘疹、痤疮发作、感染、色素沉着、持续性色素减退、肥大性瘢痕或瘢痕疙瘩
非烧蚀性激光	水肿、红斑	长时间的红斑	
微针术	疼痛、水肿、红斑	感染（疱疹、细菌）性痤疮	
皮下分离	疼痛、水肿、针痕	血肿、感染、痤疮发作	囊肿形成、深的细菌感染、瘢痕疙瘩
打孔技术（抬高、移植、浮选）	疼痛、水肿、红斑	色素沉着、痤疮发作、感染、移植物排斥	鹅卵石状瘢痕、环状瘢痕
填充剂	针痕、瘀斑、红斑、水肿疼痛	痤疮样皮疹、肿块、感染、移植物迁移	过敏反应、肉芽肿形成、感染、血管闭塞、丁达尔效应

表 19.5　并发症的处理

水肿红斑	温和的外用类固醇激素 / 他克莫司
疼痛	止痛药
痤疮发作、痤疮样皮疹	外用抗生素 / 维甲酸、口服抗生素
色素沉着	外用增白剂（双重或三重组合）、防晒、表浅化学剥脱、抗氧化剂
色素减退	他克莫司 / 吡美莫司
刺激、干燥	温和的润肤剂 / 防晒剂，外用类固醇激素
感染	细菌性外用抗生素和口服抗生素，如果严重，按细菌培养报告指导
	病毒，口服阿昔洛韦或伐昔洛韦
	念珠菌，外用 / 口服抗真菌药
肿块	造型和冰敷 / 注射透明质酸酶 / 切口和暴露
鹅卵石状瘢痕、环状瘢痕	点阵分数激光表面重塑
过敏性反应 / 肉芽肿形成	口服类固醇激素和免疫抑制剂
瘢痕疙瘩 / 肥大性瘢痕	外用和病变内注射类固醇激素 / 硅凝胶片 / 冷冻疗法

术后红斑

　　短暂并发症包括水肿和红斑，通常随时间消退；表浅化学剥脱一般 3 ~ 4 天，中度化学剥脱 4 ~ 10 天，点阵分数铒激光表面重塑 1 周，而点阵分数 CO_2 激光表面重塑

10天至2周。延长的红斑是较深干预手术和即将发生瘢痕的一个信号。

温和强效外用类固醇激素或他可莫司在适当时间内可用于治疗刺激性红斑（图19.8A～B）。应用这种方法，延长红斑通常可以解决。对于持续性红斑，可能需要一个较有效的类固醇激素和防晒剂。也可用温和漂白霜，因为持续性红斑可导致色素沉着[35]。

疼痛见于激光表面重塑、深的化学剥脱、微针术和瘢痕整形手术后。这可通过冰袋冷敷和止痛剂减轻。在术前和术中必须应用局部麻醉以改善患者的舒适度和依从性。对敏感患者，大多数情况下治疗后用温和润肤剂与防晒剂足够。外用炉甘石洗剂具有舒缓作用，可用于治疗后[35, 37]。

细菌感染用局部抗生素治疗，当需要全身性抗生素尤其当感染似乎广泛和较深时，一个很好的方法是通过细菌培养和药敏报告作为指导。尤其要强调的是，在治疗后要重视局部伤口的护理。预防性抗菌素和抗病毒药应在术前开始，应积极治疗任何感染迹象，因为其可导致瘢痕形成。如果没有给予预防，在疱疹病毒激活的情况下应采用口服抗病毒药[38, 39]。

继发念珠菌感染可发生于外用类固醇激素或糖尿病患者，应口服和外用抗真菌药[39]。

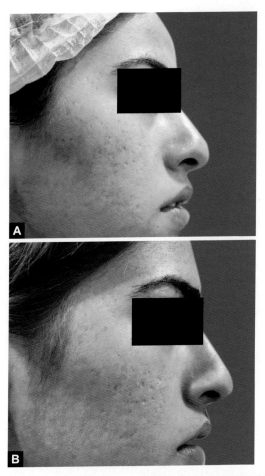

图 19.8A ～ B （A）点阵铒：YAG 激光表面重塑后局灶性炎症后红斑；
（B）外用氢化可的松 10 天后消退

瘙痒常见于激光或某些化学剥脱后，如视黄醇或水杨酸剥脱，尤其在上皮再生期。用水杨酸剥脱瘙痒合并荨麻疹应注意患者可能对水杨酸过敏。瘙痒也可继发于对一种剥脱剂的接触性皮炎。瘙痒可以用局部温和类固醇激素或抗组胺药物治疗。

痤疮发作

痤疮发作是手术时有残留的活动性痤疮持续存在。在化学剥脱（图 19.9）和激光表面重塑术后，痤疮发作可见于微晶磨皮后。口服和外用抗生素足以有助于解决这个问

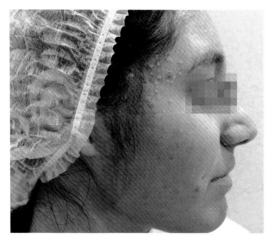

图 19.9　水杨酸 - 扁桃酸化学剥脱后痤疮发作

题。在预先引发期外用维甲酸有助于防止痤疮发作。粟丘疹和痤疮样皮疹主要见于当进行表面重塑时，先前曾见于全脸磨皮。痤疮发作也可以发生在表面重塑手术。粟丘疹需要用 26 号针或光电灼去除。

色素沉着

色素沉着是最常见的并发症，见于几乎所有治疗痤疮瘢痕的手术，从化学剥脱至激光表面重塑术。在深色皮肤色素沉着风险更高。炎症后色素沉着难以治疗，有时持续存在，由于亚热带的长时间阳光照射[40]（图 19.10）。

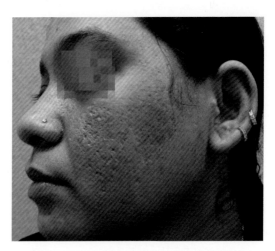

图 19.10　三氯乙酸化学剥脱后的红斑和色素沉着

重点强调避免日晒，防晒和使用增白剂。一旦发生炎症后色素沉着，笔者在术后和治疗的间隙应用氢醌、维甲酸或乙醇酸，或剥脱剂如维甲酸和曲酸剥脱。明智的是，不继续采取积极治疗方式，并推迟进一步治疗直至炎症后色素沉着消退。近来的趋势是联合使用维甲酸和氢醌。在治疗程序中，应用微晶磨皮、微针术和表浅化学剥脱，比激光表面重塑和中度化学剥脱的风险要低得多。烧蚀性 CO_2 激光由于深的热损伤，炎症后色素沉着发生率比点阵分数 CO_2 激光高。点阵分数铒：YAG 激光比 CO_2 激光安全。

色素沉着可以应用 2% ~ 5% 氢醌、曲酸、熊果苷、壬二酸、维生素 C 和其他亮肤剂局部治疗。

色素减退

短暂性色素减退的发生是由于表皮黑色素的消除。

激光表面重塑手术可由于表皮消除和黑色素细胞热损伤引起色素减退（图 19.11）。在更深的手术，基底层细胞损伤和继发性色素减退可能由深的化学剥脱如苯酚剥脱所致。对黑色素细胞可能有毒性损伤，并且可导致持久的不可逆的色素减退。

轻度和暂时性色素减退见于浅度化学剥脱、激光表面重塑，通常随时间而消退。

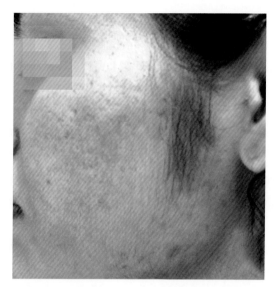

图 19.11　点阵分数 CO_2 激光表面重塑后的色素减退

深度化学剥脱，尤其三氯乙酸（TCA）和苯酚及侵入性激光可以产生术后色素减退，如持续存在不是好的现象，常难以处理。有时，色素减退 2 ~ 3 个月消退，但常常为持续性，需要用他克莫司治疗。一旦遇到色素减退，应立即停止进一步手术干预。

皮肤冷却是避免色素变化的关键[41]。

在治疗和未治疗区交界处的分界线，常常发生于三氯乙酸化学剥脱和激光表面重塑，尤其是 CO_2 激光表面重塑后。这在深色皮肤患者中较为明显。

耳前、眼下、下颌和颈部为分界线的常见部位。治疗时可以通过在边缘处羽化处理而避免[39]。

延迟痊愈

由于感染、接触性皮炎、既往手术和 6 个月内应用异维甲酸，可以发生延迟痊愈。积极的创面护理治疗有助于解决这个问题。

瘢痕疙瘩的形成

应该辨认有瘢痕疙瘩倾向的患者，这是治疗的一个禁忌证。这些患者常常表现为下颌线部位有瘢痕、结节性瘢痕疙瘩和肥大性桥状瘢痕。瘢痕治疗采用积极治疗和外用类固醇治疗。对于肥大性瘢痕，应用病变内注射类固醇激素。

肿块和肉芽肿形成

注入填充剂后适当造型和冰袋压迫，应用含或不含外用类固醇激素的抗生素膏有助于处理暂时性副作用和轻度感染。对于肿块或生物膜形成，可能需要切开、挤出和口服抗生素，肉芽肿形成难以治疗，严重病例可能需要口服类固醇激素和免疫抑制剂。

瘢痕恶化

瘢痕恶化不常见，可能见于采用侵入性手术如激光表面重塑和深度化学剥脱，如果试图手术干预，而患者使用异维甲酸时，或细菌性感染，或病毒性感染使手术复杂化。颞部、下颚、下颌、脸颊、上唇为较易发生区。肥大性瘢痕，尤其在下颌区初始可以具有萎缩性皮肤光亮。在早期肥大性瘢痕外用类固醇有某种程度的帮助。

毒性

毒性见于进行水杨酸、间苯二酚和苯酚剥脱时。

大面积，特别是躯干应用水杨酸，可以发生水杨酸中毒，有全身吸收的特征，如耳鸣、头晕、腹部痉挛和耳聋。建议大量饮水以防止水杨酸中毒。

间苯二酚的毒性表现有头痛、腹泻、头晕、嗜睡、心动过缓和呼吸困难。限制应用的面积以防止这一现象[42-45]。

苯酚可引起心脏毒性，尤其心律失常。需要维持心脏状态监测和静脉补液。如果发生心律失常，则需要停止化学剥脱手术，静脉应用利多卡因[46]。

小结

痤疮瘢痕需要联合多种治疗方法来解决。对有色皮肤患者，应用手术的并发症风险增加。最常见的并发症是色素变化。严格防晒、充分的预先引发、正确的治疗方法、是单独或是组合、良好的术后护理治疗方案，使患者获得实质性效果而无副作用。较新的点阵分数激光和交替化学剥脱技术降低实质性并发症的风险。对深色皮肤，这些治疗方法必须极为谨慎，要有具体的预防措施来进行。临床医生的责任是需要注意各种技术的所有并发症，当其发生时能够处理轻度至最严重的不良反应。

参·考·文·献

[1] Aurangabadkar S, Mysore V. Standard guidelines of care: Lasers for tattoos and pigmented lesions. Indian J Dermatol Venerol Leprol. 2009; 75 (Suppl 2): S109-24.

[2] Goodman GJ, Baron JA. The management of post acne scarring. Dermatol Surg. 2007; 33: 1-14.

[3] Holland DB, Jeremy AH, Roberts SG, et al. Inflammation in acne scarring: a comparison of responses in lesions from patients prone and not prone to scar. Br J Dermatol. 2004; 150: 72-81.

[4] Cole RP, Widdowson D, Moore JC. Outcome of erbium: yttrium aluminium garnet laser resurfacing treatments. Lasers Med Sci. 2008; 23 (4): 427-33. [Medline].

[5] Cohen JL, Babcock MJ. Ablative fractionated erbium: YAG laser for the treatment of ice pick acne scars due to neodymium: YAG laser burns. J Drugs Dermatol. 2009; 8 (1): 65-7. [Medline].

[6] Nouri K, Lanigan SW, Rivas MP. Laser treatment for scars. In: Goldberg DJ, Dover JS, Alam M (Eds) . Procedures in cosmetic dermatology: Laser and lights Volume 1. 1st edn. Philadelphia: Elsevier. 2005. pp. 67-74.

[7] Barlow RJ, Hruza GJ. Lasers and light tissue interactions. In: Goldberg DJ, Dover JS, Alam M (Eds) . Procedures in cosmetic dermatology: Lasers and lights Volume 1. 1st ed. Philadelphia: Elsevier; 2005.pp. 1-11.

[8] O Shea DC, Callen WR, Rhodes WT. Introduction to lasers and their

applications. Menlo Park (CA): Addison-Wesley Publishing Co; 1978.3. Anderson RR, Parrish JA. Selective photothermolysis: precise microsurgery by selective absorption of pulsed radiation. Science.1983; 220: 524-7.

[9] Kilmer SL, Garden JM. Laser treatment of pigmented lesions and tattoos [review]. SeminCutan Med Surg. 2000; 19: 232-44.

[10] Savardekar P. Microdermabrasion. Indian J Dermatol Venerol Leprol. 2007; 73: 277-9.

[11] Lee JB, Chung WG, Kwahck H, et al. Focal treatment of acne scars with trichloroacetic acid: chemical reconstruction of skin scars method. Dermatol Surg. 2002; 28: 1017-21.

[12] Landau M. Advances in deep chemical peels. Dermatol Nurs. 2005; 17: 438-41.

[13] Khunger N, Arsiwala S. In: Step by Step Chemical Peels. Khunger N (Ed); Jaypee. Combination and Sequential peels. 2008. pp. 201-18.

[14] IAA Consensus Document. Acne scars. Indian J of Dermatol Venerol Leprol. 2009; 75 (suppl 1): 52-3.

[15] Bhutani T, Batra S. In: Cosmetic dermatology vol 2. Alam, Gladstone, Tung, (Ed); Elsevier. Ablative devices. 2009. pp. 113-30.

[16] Alster TS. Cutaneous resurfacing with CO_2 and erbium: YAG lasers: preoperative, intraoperative and postoperative considerations. Plast Reconstr Surg. 1999; 103: 619-32.

[17] Goldman MP, Marchell N, Fitzpatrick RE. Laser skin resurfacing of the face with combined CO_2 /Er: YAG laser. Dermatol Surg. 2000; 26: 102-4.

[18] Polnikorn N, Goldberg DT, Suwachinda A, et al. Erbium: YAG laser resurfacing in Asians. Dermatol surg. 1998; 24: 1303-7.

[19] Rahman Z, Alam M, Dover JS. Fractional laser treatment of pigmentation and texture improvement. Skin therapy Lett. 2006; 11 (9): 7-11.

[20] Cho SI, Kim YC. Treatment of atrophic facial scars with combined use of high-energy pulsed CO_2 laser and Er: YAG laser: a practical guide of the laser techniques for the Er: YAG laser. Dermatol Surg. 1999; 25 (12): 959-64. [Medline]

[21] Manstein D, Herron GC, Sink RK, et al. Fractional photothermolysis: a new concept for cutaneous remodeling using microscopic patterns of thermal injury. Lasers Surg Med. 2004; 34: 426-38.

[22] Handley JM. Adverse events associated with nonablative cutaneous visible and infrared laser treatment. J Am Acad Dermatol. 2006; 55: 482-9.

[23] Kaidbey KH, Aging PP, Sayre RM, et al. photoprotection by melanin—a comparision of black and caucacian skin. J Am Acad Dermatol. 1979; 1: 249-60.

[24] Chan NP, Ho SG, Yeung CK, et al. The use of non-ablative fractional resurfacing in Asian acne scar patients. Lasers Surg Med. 2010; 42 (10): 710-5.

[25] Alam M, Dover JS. Treatment of Acne Scarring: Ablative Resurfacing. Skin

Therapy Letter. 2006; 11 (9): 7-9.

[26] Lipper GM, Perez M. Nonablative acne scar reduction after a series of treatments with a short-pulsed, 1,064-nm neodymium: YAG laser. Dermatol Surg. 2006; 32: 998-1006.

[27] Alster TS, Tanzi EL, Lazarus M. The use of fractional laser photothermolysis for the treatment of atrophic scars. Dermatol Surg. 2007; 33: 295-9.

[28] Grevelink JM, White VR. Concurrent use of laser skin resurfacing and punch excision in the treatment of facial acne scarring. Dermatol Surg. 1998; 24: 527-30.

[29] Bissacia E, Saap L, Kadry R, et al. Non invasive procedures in cosmetic dermatology. Skin Aging. 2007; 15: 38-40.

[30] Alam M, Dover JS. Management of complications and sequelae with temporary injectable fillers. Plast Reconstr Surg. 2007; 120: 98S-105S.

[31] Vedamurthy M. IADVL Dermatosurgery task Force. Standard guidelines for the use of dermal fillers. Indian J Dermatol Venereol Leprol. 2008; 74: S23-7.

[32] Hirch RJ, Cohen JL. Soft tissue augmentation. Cutis. 2006; 78: 165-72.

[33] Orentreich D, Orentreich N. Acne Scar revision update. Dermatol Clin. 1987; 14: 261-76.

[34] Roenigk HH Jr. Dermabarsion: state of art. J Dermatol Surg Oncol. 1985; 11: 306-14.

[35] Alster TS. Cutaneous resurfacing with CO_2 and erbium: YAG lasers: preoperative, intraoperative, and postoperative considerations. Plast Reconstr Surg. 1999; 103 (2): 619-32; discussion 633-4. [Medline].

[36] Alster TS, Lupton JR. Prevention and treatment of side effects and complications of cutaneous laser resurfacing. Plast Reconstr Surg. 2002; 109: 308-16.

[37] Alster TS, West TB. Resurfacing of atrophic facial acne scars with a high-energy, pulsed carbon dioxide laser. Dermatol Surg. 1996; 22 (2): 151-4; discussion 154-5. [Medline].

[38] Alster TS, Nann CA. Famiciclovir prophylaxis of herpes simplex virus reactivations after laser skin resurfacing. Dermatol Surg. 1999; 25 (3): 242-6.

[39] Khunger N. In: Step by Step Chemical Peels. Khunger N (Ed); Jaypee. Complications 2008. pp. 280-98.

[40] Khunger N. In: Practical manual of cosmetic dermatology and surgery. Khunger N, Sachdev M (Eds): Mehta. Acne scar revision. 2010. pp. 231-52.

[41] Odunze M, Cohn A, Few JW. Restylane and people of color. Plast Reconstr Surg. 2007; 120: 2011-6.

[42] Duffy DM. Avoiding complications with chemical peels. In: Chemical peels. Procedures in cosmetic dermatology. Rubin MG (Ed): Elsevier Inc., 2006. pp. 137-70.

[43] Fanous N. A new patient classification for laser resurfacing and peels: Predicting responses, risks and results. Aesthetic Plast Surg. 2002; 26 (2): 99-104.

[44] Rubin MG. Complications. In: Manual of chemical peel. Manual of chemical peels-superficial and medium depth. 1st edn. Philadelphia. JB Lippincot Co., 1995. pp. 130-53.

[45] Grimes PE. The safety and efficacy of salicylic acid chemical peels in darker racial-ethnic groups. J Dermatol Surg. 1999; 25: 18-22.

[46] Landau M. Cardiac complications in deep chemical peels. Dermatol Surg. 2007; 33 (2): 190-3.

Anil Ganjoo, Shenaz Arsiwala, Kaushik Lahiri, Imaran Majid

第二十章 病例讨论

病例 1

Anil Ganjoo

25 岁男性，短期内将结婚，由于痤疮瘢痕而不安，有痤疮消除后的色素沉着。瘢痕是 4 级，栅车状、冰锥状和滚动状瘢痕（图 20.1A ～ D）。皮肤为Ⅳ型，因此是一个挑战。

解决方案

接受过多种手术方法，包括瘢痕切除、皮下分离、点阵分数 CO_2 激光治疗之后进行化学剥脱。开始时深的瘢痕打孔切除，并用 5.0 普理灵缝线（Prolene®）缝合。一旦愈合，在局麻下对剩余凹陷性瘢痕进行皮下分离。然后，患者用点阵分数 CO_2 激光治疗，每隔 1 个月 1 次，能量为 75 ～ 100 mJ，点的距离为 1.5 mm，3 次治疗后瘢痕显著改善，但是有很多炎症后色素沉着。所以用化学剥脱治疗，50% 乙醇酸每 2 周 1 次，共 3 次。

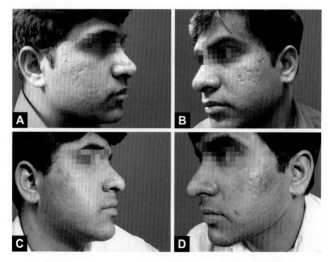

图 20.1A ~ D （A）、（B）治疗前；（C）、（D）治疗后

结果

虽然患者经受多次手术，最后的结果相当满意。

评论

大多数痤疮瘢痕患者为取得其痤疮瘢痕的显著改善而需要多次手术。我们经常遇到深色皮肤，故必须特别小心。在开始治疗前，对每例患者的瘢痕必须进行评估，每个瘢痕的计划必须到位。开始手术切除很深的棚车状瘢痕，化学重建治疗冰锥状瘢痕和椭圆形切除深线状瘢痕。

随后用皮下分离治疗滚动状瘢痕和点阵分数激光治疗（我给予4次治疗，每月1次）。最后，色素性和皮肤质地变化可通过各种不同的化学剥脱处理。

病例2 Anil Ganjoo

50岁女性，要求处理30年的长期痤疮瘢痕。瘢痕位于鼻，大多为滚动状和栅车状瘢痕，3级（图20.2A～D）。皮肤颜色为Ⅲ型，因此，可以用稍微较侵入性的手术。在

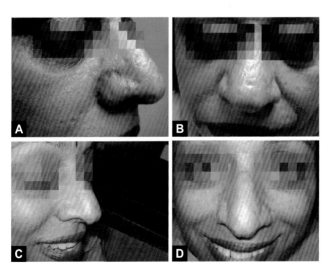

图20.2A～D （A）、（B）治疗前；（C）、（D）治疗后

适当咨询后，患者开始鼻的点阵分数 CO_2 激光烧蚀治疗。

解决方案

1% 利多卡因局部浸润麻醉后，连续波 CO_2 激光 7 W 在鼻上点激光烧蚀。于治疗区盖敷料，接下来的 10 天每天重复换药。嘱患者去掉敷料后日间留在室内，避免日光照射，约 3 个月，直至产生上皮再生和皮肤恢复其原先颜色。

结果

结果很值得鼓励，这次治疗后多数瘢痕有相当明显的改善。患者很顺从，很严格地执行该次手术后的医嘱，经过很长的过程后取得令人满意的结果。

评论

如果患者的选择适当，并且医生和患者都严格执行术后护理，CO_2 激光烧蚀仍然保持良好价值。唯一问题是 CO_2 激光有相当长的停工时间。

病例 3

Shenaz Arsiwala

24 岁女性，Ⅴ型皮肤，1 级色素沉着性瘢痕，因为不久后将结婚，希望很快解决色素沉着（图 20.3A ～ B）。对

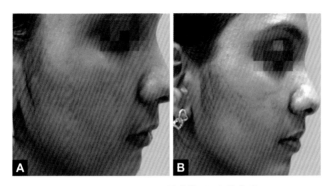

图 20.3A ~ B （A）治疗前；（B）治疗后

外用制剂反应缓慢。

解决方案

应用防晒剂和晚上外用阿达帕林预先引发后，进行化学剥脱以加快消退。

结果

缓慢释放简易植酸联合化学剥脱，间隔期 2 周，3 次治疗后反应良好。简易植酸剥脱剂含乙醇酸、乳酸、扁桃酸和植酸。

评论

在 V 型皮肤，攻击性化学剥脱可以引起炎症后色素沉着。因此，起初的剥脱应是以温和凝胶为底的剥脱。水杨酸 - 扁桃酸组合剥脱是另一个选择。

病例 4   Shenaz Arsiwala

25 岁女性，表现为轻度至中度痤疮瘢痕 3 级，Ⅴ型皮肤（图 20.4A ～ B）。不希望做任何停工时间长的手术。

解决方案

进行皮肤收紧联合 3 J/cm² 共 8 kJ 近红外线激光，之后 7 mm×7 mm 长脉冲铒：YAG 激光表面重塑，1 000 MJ/p

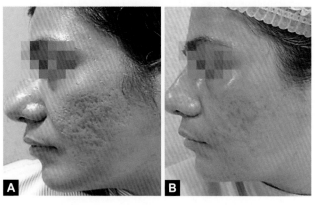

图 20.4A ～ B （A）治疗前；（B）治疗后

通过 3 次。

结果

经过 4 次治疗改善良好。

评论

联合皮肤收紧和点阵分数激光表面重塑，患者的滚动状瘢痕和皮肤松弛有显著反应。

病例 5

Shenaz Arsiwala

23 岁女性，瘢痕 2 级，Ⅳ型皮肤（图 20.5A ～ C）。

解决方案

点阵分数 CO_2 激光治疗 1 次，随后 4 次旋转 - 铒像素激光联合治疗。

结果

治疗后改善良好，但患者出现激光治疗后红斑。

评论

点阵分数 CO_2 激光可引起暂时性红斑，最终消退。

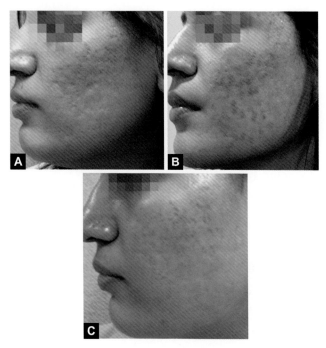

图 20.5A ～ C （A）治疗前；（B）一次治疗后；（C）红斑自发缓解

病例 6

Koushik Lahiri

28 岁男性，脸上有痤疮瘢痕。瘢痕主要为棚车状和滚动状瘢痕，少量冰锥状瘢痕和火山口状瘢痕（图 20.6A ～ B）。

解决方案

用点阵分数超脉冲 CO_2 激光（Lumenis）治疗 5 次。仪器参数设置如下：Deep Fx：能量 5 ～ 20 mJ，密度 5 ～ 10 mJ，图形重复率 0.50 秒，单次通过，全脸覆盖。激光治疗之前进行皮下分离。用防晒剂和晚上维甲酸（0.025%）预先引发和维持治疗。2 次治疗之间的间期为 6 周。

结果

4 次治疗后结果很令人鼓舞。患者共持续了 6 次治疗。

评论

严重瘢痕需要多次治疗才有效。在较深色的皮肤，治疗最好不是很足以避免并发症。

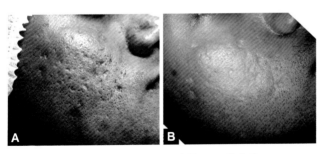

图 20.6A ～ B （A）治疗前；（B）治疗后

病例 7

Kaushik Lahiri

28 岁销售人员，3 ～ 4 级痤疮瘢痕，从青少年起复发性结节性皮损。瘢痕主要是深棚车状瘢痕，有些为冰锥状瘢痕（图 20.7A ～ B）。

解决方案

他经过 5 次 CO_2 点阵分数激光（超脉冲）治疗。所有治疗前先做皮下分离。2 次治疗间期为 6 ～ 8 周。设置如下：

Deep Fx：能量 10 mJ，密度 10 mJ，图案重复率 0.50 秒，单次通过，全脸覆盖。

Active Fx：能量 100 mJ，赫兹频率 100 Hz，密度为 3 次单通，全脸覆盖。

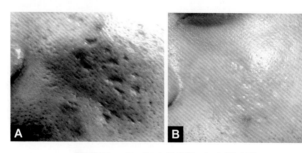

图 20.7A ～ B （A）治疗前；（B）治疗后

结果

5 次治疗后，显著改善 80% ～ 90%。

评论

皮下分离与点阵分数 CO_2 激光联合产生优异结果，即使是深的瘢痕。

病例 8

Koushik Lahiri

43 岁女性，儿童时期天花后面部出现的痘疹状瘢痕，主要为色素性棚车状瘢痕，与痤疮瘢痕相似（图 20.8A ～ B）。

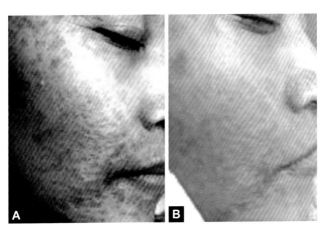

图 20.8A ～ B （A）治疗前；（B）治疗后

解决方案

接受 5 次点阵分数超脉冲 CO_2 激光治疗。治疗仪器设置如下，Deep Fx：能量 10 mJ，密度 5 mJ，图案重复率 0.50 秒，单次通过，全脸覆盖。此外，做了 2 次 Q-Switched 钕：YAG 1 064 nm 激光改善色素沉着。在治疗间接受了 4 次简易植酸化学剥脱。治疗之前没有进行皮下分离。

结果

所有治疗后变化明显，她的生活质量永远改变了。

评论

每种治疗方法都有其优点。点阵分数 CO_2 激光改善萎缩性瘢痕，Q-Switched 钕：YAG 激光改善色素沉着，化学剥脱改善表面质地和色素异常。因此，联合治疗可产生最佳效果。

病例 9   Imran Majid

介绍这一病例以强调尽早治疗痤疮瘢痕的重要性。如果较早期治疗瘢痕，其结果肯定更为满意。

26 岁女性，面部 3 级痤疮瘢痕。她有少数活动性痤疮病变，以及突出的瘢痕（图 20.9A ～ B）。

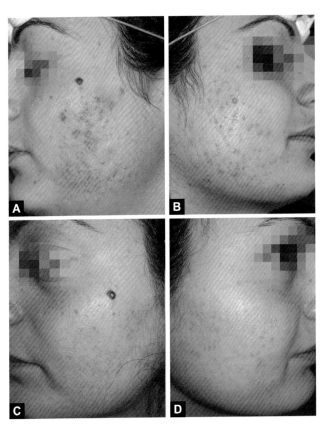

图 20.9A ～ D （A）、（B）治疗前；（C）、（D）治疗后

解决方案

给予患者口服异维甲酸每天 20 mg 以控制活动性痤

疮，1个月后显著改善。

进行了一次点阵分数 CO_2 激光表面重塑治疗。在激光治疗之间继续给予 10 mg 低剂量异维甲酸。每 6 周间隔重复激光治疗，共进行 3 次。

结果

患者瘢痕取得很好改善，对结果很高兴。甚至在积极激光治疗停止后，瘢痕继续改善，1 年随访时瘢痕几乎看不出。患者未经受化学剥脱或局部治疗和任何补充治疗，所取得的改善都是单独应用点阵分数 CO_2 激光表面重塑所致。

评论

在活动性痤疮用口服或外用治疗适当控制后，应尽早开始应用点阵分数 CO_2 激光治疗。早期治疗有望获得更好的结果。

即使患者在使用异维甲酸治疗，也可以开始点阵分数激光表面重塑。不同于过去认为的异维甲酸治疗期间应避免激光治疗。

在点阵分数激光表面重塑停止后数月，瘢痕和整体皮肤质地继续改善，最后一次激光治疗后，应至少 6 个月后评估最后结果。反馈的信息是，应尽早治疗痤疮瘢痕，一旦活动性痤疮痊愈即应开始治疗。

病例 10 Imran majid

该病例强调了联合两种技术的重要性，在不同层面上合作，通过不同作用方式协同治疗效果。

29 岁男性，制药公司高管，额部 3 ~ 4 级痤疮瘢痕（图 20.10A ~ B）。多为滚动状和棚车状瘢痕，主要累及颞部。通过对该患者瘢痕的深度考虑，单一的治疗方法不太可能产生很好的治疗效果。患者也不愿意容忍因脸部任何手术而导致停工时间。因此，决定对该患者联合皮下分

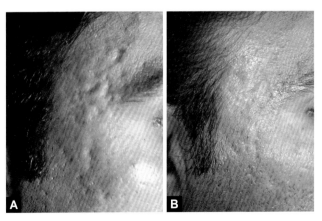

图 20.10A ~ B （A）治疗前；（B）治疗后

离和微针术，因为这两种技术均为诊所工作时间的手术，停工时间很少。

解决方案

在最初阶段，用16号皮下分离针做皮下分离治疗瘢痕。皮下分离术后约1周，采用1.5 mm长针的滚筒微针术治疗。对于大多数瘢痕仅做1次皮下分离，而有些较深瘢痕在第2次微针术前重复了皮下分离。共做了4次微针术，间隔期为6周，在最后治疗后3个月进行了最终评估。

结果

仅仅1次皮下分离术后，患者瘢痕深度显著减少，在联合4次微针术后，取得了很满意的治疗效果。得到的整体美容效果非常好，患者也对取得的结果相当满意。而且，未见到不良反应，没有因为进行手术需要停工时间。

评论

因此，这一特殊病例教导我们，皮下分离是一种非常简单的外科手术，很容易进行，不需要特殊的或昂贵的仪器。该手术过程导致瘢痕深度迅速减少，然后应用其他治疗模式如激光或微针术联合治疗瘢痕的基底。微针术，也被称为胶原诱导疗法，是一种不需要停工时间和无明显治疗并发症的安全诊所工作时间手术方法。该手术方法被俗称为"穷人的激光"。声称该手术可取得几乎与点阵分数激光表面重塑相似的治疗结果，并不需要昂贵的仪器。两种治疗方法相结合，如皮下分离和微针术，其通过瘢痕组织的 2 种不同机制发挥作用，就瘢痕改善而言可产生协同效果。

Niti Khunger

第二十一章　痤疮瘢痕成像技术

概　要

- 记录痤疮瘢痕不仅有助于跟踪进展，而且有助于开展科学研究，因为改善可以是细微的和渐进性的。
- 数字摄影是一种标准技术，但位置或照明上的变化可以给出错误的结果。
- 超声成像和各种三维成像工具是新兴技术。
- 皮肤镜检查和反射共聚焦显微镜是近期进展。

引言

迫切需要良好的、一致性的成像技术记录痤疮瘢痕。微创手术后改善可以是细微的和渐近性的，患者常常忘记了他们最初的模样。记录瘢痕不仅有助追踪进展，也有助科学研究。

摄影

数码摄影是痤疮瘢痕最重要的成像技术。它提供了一个全面性的画面，容易获得，成本效益划算。三视图，正位、右斜位和左斜位是基本要求。可以根据需要采取附加的和近距离拍摄镜头。在 60 ～ 100 mm 的单反相机中的微距模式或微距镜头相机是适当的[1]。痤疮瘢痕看起来突出，因为阴影效应，其中光线在其表面现象中有很大作用。因此，治疗前后的对比照片应采取标准化的定位、照明和距离。对于痤疮瘢痕是非常必要的，因为位置和光线略有变化可以产生错误的结果。

高频超声波[2, 3]

超声成像是一种非侵入性技术，使用生物组织的各种声学特性获得一维图像（A 模式）或二维图像（B 模式）。皮肤的超声图像最好由使用 22 MHz 的高频率设备获取。在二维成像中，正常皮肤显示表皮入口回波，真皮层和皮下层提供深度达 8 mm 的皮肤厚度的客观测量（图 21.1）（Easy Scan Echo®，Business Enterprise，Trapani，Italy）。各种类型的痤疮瘢痕，萎缩性和肥大性，可以被很好地显示。

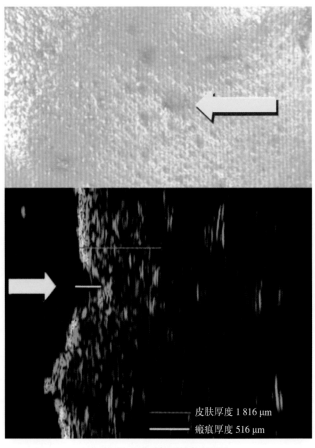

皮肤厚度 1 816 μm
瘢痕厚度 516 μm

图 21.1　萎缩性瘢痕的超声成像

光学成像设备

三维（3D）成像是皮肤病学中的一种最新的测量方法。它使用光学投影、高分辨率摄像机和计算机软件以迅速产生图像和皮肤地形测量。现已有各种各样的成像设备及其软件对痤疮瘢痕形貌进行测量[4]。例如 Primos[5]、©Visia、©Antera[6]、© 立体图像光学地形仪（SOT）系统[7]，使用 2 个摄像机拍摄的一对图像来产生三维（3D）图像。

皮肤镜

皮肤镜是一种允许探查体内皮肤病变直至网状真皮的非侵入性的工具。它不是简单的放大镜，而是更复杂的仪器，允许皮肤层的叠加。虽然主要用来观看色素病变，但是皮肤镜的应用范围迅速扩大，包括炎症性损害如银屑病、皮肤侵袭性感染、指甲和毛发疾病。在痤疮，由于目前缺少相关研究，其应用受限。

反射共聚焦显微镜

这是一种令人激动的新技术，提供了皮肤内细节的高分辨率图像。活体镜（vivascope）使用 830 nm 二极管激光器获得近似的组织学图像，包括表皮和真皮。该新技术的优点是非侵入性和对患者的友好性。目前其在痤疮瘢痕中的应用还没有相关研究。

------------------------ 参·考·文·献 ------------------------

[1] Bhatia AC. The clinical image: archiving clinical processes and an entire specialty. Arch Dermatol. 2006; 142 (1): 96-8.

[2] Lacarrubba F, Patania L, Perrotta R, et al. An open-label pilot study to evaluate the efficacy and tolerability of a silicone gel in the treatment of hypertrophic scars using clinical and ultrasound assessments. J Dermatol Treat. 2008; 19: 50-3.

[3] Naouri M, Atlan M, Perrodeau E, Georgesco G, Khallouf R, Martin L, Machet L. High-resolution ultrasound imaging to demonstrate and predict efficacy of carbon dioxide fractional resurfacing laser treatment. Dermatol Surg. 2011; 37 (5): 596-603.

[4] Lee JW, Kim BJ, Kim MN, Choi YH, Kim K, Hwang E. A new method for evaluating postacne scarring. Skin Res Technol. 2012; 18 (3): 384-5.

[5] Friedman PM, Jih MH, Skover GR, Payonk GS, Kmyai-Asadi A, Geronemus RG. Treatment of Atrophic Facial Acne Scars With the 1064-nm Q-Switched Nd: YAG LaserSix-Month Follow-up Study. Arch Dermatol. 2004; 140 (11): 1337-41.

[6] Fisk NA, Jensen K, Knaggs H, et al. The clinical utility of a handheld computerized optical imaging system at assessing skin discoloration. J Cosmet Dermatol. 2010; 9 (2): 103-7.

[7] Kim JE, Lee OS, Choi J, et al. The efficacy of stereoimage optical topometry to evaluate depressed acne scar treatment using cultured autologous fibroblast injection. Dermatol Surg. 2011; 37: 1304-13.

第二十二章 痤疮瘢痕治疗计划方案

患者评估

病史

• 痤疮的持续时间是多久？痤疮瘢痕的表现是什么？

• 痤疮是否仍在活动？是偶尔还是经常性发生？

• 采用什么治疗？局部用药还是全身用药？

• 你应用了异维甲酸吗？如果是，何时以及多长时间？你还在用异维甲酸吗？

• 以前因为痤疮瘢痕做过手术吗？如果是，是哪些手术和反应如何？

• 你有没有在皮肤上用产生刺激的产品？

• 你在皮肤上用过擦洗品、保湿剂、防晒剂和类固醇激素的任何产品吗？

• 痤疮或其他损伤如何痊愈？是否有持续存在的红斑或色素沉着？

• 是否有过度瘢痕和瘢痕疙瘩形成史？

- 给患者一面镜子，请患者指出哪些瘢痕最令人烦恼？

- 瘢痕对你有多少痛苦？

- 你有什么正在面临的人际关系、工作场所、学校、学院等的社会和心理问题？

- 你有没有什么迫在眉睫的社交、工作面试、婚姻等？

- 你期待有什么样的改善？

检查

- 在直接和间接光线下检查患者，拍摄 3 个视野，正面、右侧和左斜，以及特写镜头。

- 看是否有活动性痤疮，痤疮的类型和级别。

- 看有否多毛症、毛发过多、毛细血管扩张和滥用类固醇药物的体征。

- 评估患者的皮肤类型。观察发红和色素沉着的程度。

- 检查下颌、胸部、背部、肩部和上臂的肥大性瘢痕和瘢痕疙瘩。

- 评估存在的瘢痕和主要看到的类型——黄斑性瘢痕、萎缩性瘢痕和肥大性瘢痕。

- 评估瘢痕的严重程度。

- 评估颜色。拉伸后瘢痕是否消失。

- 触摸瘢痕以查看厚度、纤维化、萎缩或底层脂肪消失。

· 评估患者的心理状况。痛苦程度是否与瘢痕严重程度成比例，或者较小瘢痕造成过度的苦恼。

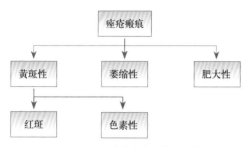

流程图 22.1　痤疮瘢痕的广义分类

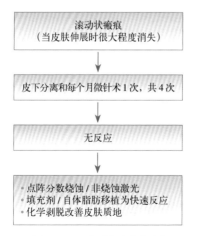

流程图 22.2　滚动状瘢痕的治疗

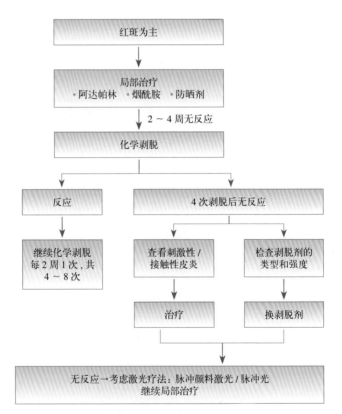

流程图 22.3　红斑性瘢痕的治疗

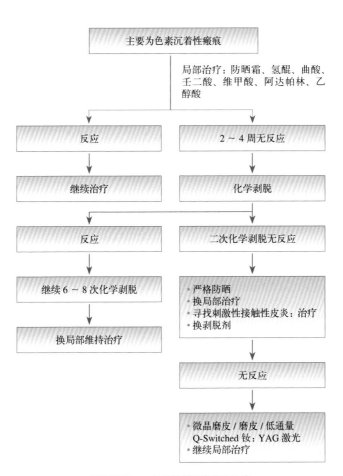

流程图 22.4 色素沉着性瘢痕的治疗

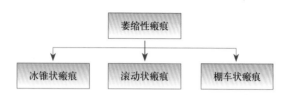

流程图 22.5　萎缩性瘢痕的广泛分类

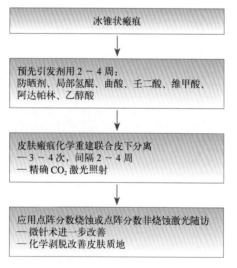

流程图 22.6　冰锥状瘢痕的治疗

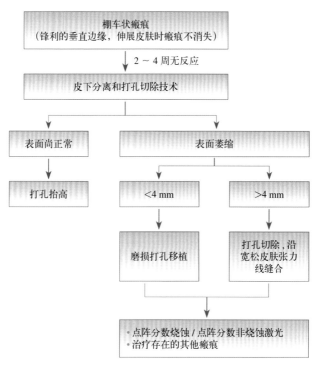

流程图 22.7 棚车状瘢痕的治疗

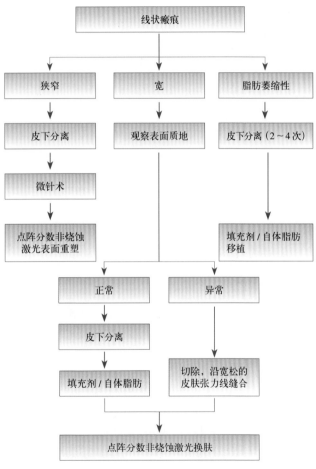

流程图 22.8 线状瘢痕的管理

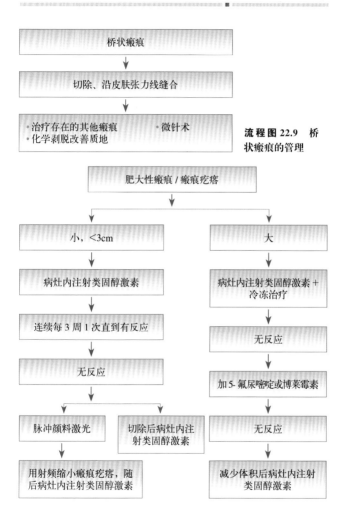

流程图 22.9 桥状瘢痕的管理

流程图 22.10 肥大性瘢痕和瘢痕疙瘩的管理

术语英汉对照

1 064 nm Nd:YAG laser	1 064 纳米 Nd：YAG 激光
1 329 nm Nd:YAG laser	1 329 纳米 Nd：YAG 激光
1 450 nm diode laser	1 450 纳米二极管激光
abnormal follicular keratinization	异常毛囊角化
abraded punch grafting	磨损打孔移植
acne	痤疮
acne control	痤疮控制
acne excoriee	痤疮患者挑挖导致的痤疮瘢痕
acne flare	痤疮发作
acne propionibacterium proliferation	痤疮丙酸杆菌增殖
acne rosacea	红斑痤疮，玫瑰痤疮
acne scale	痤疮级别
acneiform eruption	痤疮发疹
acyclovir	阿昔洛韦
adrenal hyperfunction	肾上腺功能亢进
aluminum oxide	氧化铝
amoxicillin-clavulanic acid	阿莫西林-克拉维酸
androgen stimulation	雄激素刺激
angiogenesis	血管生成

arbutin	熊果苷
assessment	评定，评估
atrophic scar	萎缩性瘢痕
autologous fat grafting	自体脂肪移植
avoid picking scrubbing squeezing	避免挑、搓、挤
azelaic acid	壬二酸
azithromycin	阿奇霉素
basic fibroblast growth factor	碱性成纤维细胞生长因子
benzoyl peroxide	过氧化苯甲酰
blackhead	黑头粉刺
blade be parallel to skin	刀片平行于皮肤
bleeding diathesis	出血素质
blistering	起泡
body dismorphophobic disease	身体畸形疾病
Bowmen's iris needle	Bowmen 虹膜针
boxcars scar	棚车状瘢痕
bridging scar	桥状瘢痕
Candida albicans	白念珠菌
chemical peel	化学剥脱
chemical sunscreen	化学防晒霜
citric acid	柠檬酸
clindamycin	克林霉素
clobetasol	氯倍他索
clotrimazole	克霉唑
cloxacillin	氯唑西林
cobblestoning	鹅卵石

collagen remodeling	胶原蛋白重塑，胶原蛋白重建
combination peel	组合剥脱，结合剥脱，联合剥脱
comedone	粉刺，痤疮粉刺
comedone extraction	排出黑头粉刺，抽出黑头粉刺
connective tissue disease	结缔组织病
contact dermatitis	接触性皮炎
contact time	接触时间
cosmetic unit	化妆美容单位
cream	乳剂，霜
cross –hatch technique	交叉线技术
CROSS technique	皮肤瘢痕化学重建技术
cryotherapy	冷冻治疗
crystal microdermabrasion machine	晶体微晶磨皮机
cyst phenolization	酚处理囊肿
cystic acne	囊肿性痤疮
darker skin	较暗皮肤，较黑皮肤
decreasing inflammation	减少炎症
depigmented macule	脱色斑，色素减少斑块
depressed scar	凹陷性瘢痕
depressed scar elevation	凹陷性瘢痕抬高
dermabrasion	磨皮
dermaroller	皮肤微针滚筒
dermoscopy	皮肤镜
diamond microdermabrasion machine	金刚石微晶磨皮机

donor site selection	供皮部位选择
downtime	停工时间，休息时间，停机时间
doxycycline	多西环素
drain cysts	清除囊肿
ductal hyperkeratosis	管角化过度
dyschromia	色素异常
Echelle d'Evaluation Clinique des Cicatrices d'Acne(ECCA scale)	痤疮瘢痕临床评价等级
ectropion	眼睑外翻
elliptical excision	椭圆形切除
emollient	柔软，柔软剂
epidermis denudation	表皮剥蚀
epidermolysis	表皮松解
erythematous macule	红斑斑点
excess tissue	组织过量
excessive sebum production	皮脂过度分泌
famciclovir	泛昔洛韦
fan technique	扇形技术
fibrinogen	纤维蛋白原
fibroblast	成纤维细胞，纤维母细胞
fibronectin	纤维连接蛋白，纤维粘连蛋白
fibrous adhesion tethering the scar	纤维粘连拴住瘢痕
fibrous bands pulling down scar	纤维带拉下瘢痕
filler	填料，填充剂
fluconazole	氟康唑

fluticasone	氟替卡松
follicle epithelium desquamation	毛囊上皮脱屑
follicular plugging	毛囊堵塞
folliculitis	毛囊炎
fractional ablative CO_2 laser	点阵烧蚀二氧化碳激光
fractional ablative Er:YAG laser	点阵烧蚀切除 Er：YAG 激光
fractional non-ablative CO_2 laser	点阵非消融二氧化碳激光
fractional non-ablative Er:YAG laser	点阵非烧蚀 Er：YAG 激光
fractional radiofrequency	点阵射频
freckle, ephelides	雀斑
frost	结霜
gel	凝胶
global acne qualification scale	整体痤疮质量级别
glycolic acid	乙醇酸
glycosaminoglycan	糖胺聚糖
grading scale	评分等级
graft rejection	移植物排斥
granulation tissue	肉芽组织
ground substance	基质
holistic view	整体看来，整体观
hormonal therapy	激素疗法
hyaluronic acid	透明质酸
hyperpigmentation	色素沉着
hyperpigmented macule	色素沉着斑点
hypertrophic scar	肥大性瘢痕，增生性瘢痕

ice pick scar	冰锥状瘢痕
ideal primers	理想启动剂
imaging technique	成像技术
individualized treatment	个性化治疗
inflame acne lesion	炎症性痤疮病变
inflammatory mediator activation	炎症介质激活
inflammatory mediators stimulate melanogenesis	炎症介质刺激黑素生成
intense pulse light device (IPL)	强脉冲光设备（IPL）
intralesional steroid	病灶内类固醇
intralesional triamcinolone acetonide	病灶内曲安奈德
iontophoresis	离子导入
isotretinoin	异维甲酸
Jessner' solution	Jessner 溶液
keloid scar	瘢痕疙瘩
ketoconazole	酮康唑
kojic acid	曲酸
lactic acid	乳酸
laser treatment parameter	激光治疗参数
laser/peel test spots	激光 / 剥离测试点
Leeds acne scar system	Leeds 痤疮瘢系统
licorice extract	甘草提取物
lifts up the scar	抬起瘢痕
lightening agent	增白剂
linear scar	线状瘢痕

linear threading technique	线性穿线技术
lipotropic scar	脂肪营养性瘢痕，脂肪萎缩性瘢痕
lotion	洗剂
lumpiness	肿块
lumpy appearance	不均匀外形
lunchtime peel	午餐时间皮肤剥脱
lymphocyte and PMN accumulation	淋巴细胞和多形核白细胞积累
mandelic acid	扁桃酸
matrix metalloproteinase	基质金属蛋白酶
medium depth peel	中度剥脱
microneedling	微针刺
microthermal zone	微热区
mid reticular dermis	网状真皮中部
mild cleanser	温和清洁剂
milia	粟丘疹
minipunch elevation or grafting	小型提高或移植
moisturizer	保湿，保湿霜，润肤露
mometasone	莫米松
multiple modalities	多种形式治疗
needle moved forward and back	针前后移动
needle swiped side to side	针左右轻扫
noncomedogenic sunscreen	非粉刺性防晒霜
non-steroidal anti-inflammatory drug	非甾体抗炎药
Norkor needle	诺克尔针

ochronosis	黄褐斑病，褐黄病
ointment	软膏
onion extract	洋葱提取物
over enthusiastic approach	过度热情的方法
papillary dermis	乳头状真皮
paste	糊膏
patient compliance	患者依从性
peel depth	剥脱深度
peel strength	剥脱强度
peeling agent	化学剥脱剂、剥离剂、脱皮剂、去皮剂
peels holiday	化学剥脱间隔时间
percutaneous collagen induction(PCI)	经皮胶原诱导
phenol	苯酚
photo stable sunscreen agent	光稳定性防晒剂
photodynamic therapy	光动力疗法
phototype	类型，光类型
physical sun blocker	物理防晒，物理防晒霜
phytic acid	植酸
pigmentary demarcation line	色素分界线
pilosebaceous unit	毛囊皮脂腺单位
platelet-derived growth factor	血小板衍生生长因子
polyacrylamides	聚丙烯酰胺
polycystic ovarian syndrome	多囊卵巢综合征
poor scarring potential	不良瘢痕潜在性

popular scar	丘疹瘢痕
post inflammatory hyperpigmentation	炎症后色素沉着，炎性色素沉着
prednisolone	泼尼松龙
priming	起动，启动，引发，预备
propylene glycol	丙二醇
pseudo frosting	假结霜
psychotic condition	精神状况
pulsed dye laser	脉冲染料激光
punch closure	打孔闭合
punch elevation	打孔提高
punch excision	穿孔切除，打孔切除
punch grafting	穿孔移植
pyruvic acid	丙酮酸
quantitative scale	量化级别
re-epithelialization	再上皮化，上皮再生
rejuvenation	恢复活力，年轻化，嫩肤
relaxed skin tension line	松弛皮肤紧张线
repeated patient counseling	重复病人咨询
resorcinol	间苯二酚
resurfacing	换肤，表面置换，表面重建
retinoic acid	视黄酸，维甲酸
retinoid receptor, retinoic acid receptor	(RAR) 维甲酸受体
retinaldehyde	视黄醛
retinol	视黄醇，维生素 A

retinyl ester	视黄酯
ring scar	环状瘢痕
rolling scar	滚动状瘢痕
rosacea	酒渣鼻
salicylic acid	水杨酸
scar revision technique	瘢痕修正技术
seborrheic keratosis	脂溢性角化病
sebum buildup	皮脂积聚
secondary inflammation	继发性炎症
serial punch technique	串行打孔技术
severe pustular inflammatory nodular acne	严重脓疱性结节性痤疮
silicon gel	硅胶
sinus tract	窦道
skin care regimen	护肤方案
skin glow	皮肤发光
skin tightening	皮肤收紧
steroid induced acne	类固醇诱发痤疮
stratum basale	基底层
stratum corneum	角质层
strict sun protection	严格防晒
subcision danger area	皮下分离危险区域
sunscreen with photosensitizing property	光敏性防晒霜
superficial peel	浅度剥脱
surface growth	表面生长

surgical marking pen	外科标记笔
tanned patient	晒黑患者
tissue loss	组织损失
titanium dioxide	二氧化钛
traditional subcision	传统皮下分离
tretinoin	维甲酸，视黄酸
trichloroacetic acid	三氯乙酸
triple combination	维甲酸氢醌类固醇三联组合
ultrasonography	超声
upper reticular dermis	网状真皮上部
valacyclovir	伐昔洛韦
vascular endothelial growth factor	血管内皮生长因子
very superficial peel	极浅度剥脱
vitamin C serum	维生素 C 血清
whitehead	白头粉刺
wire electrode of radiofrequency machine	射频机线电极
wound healing	伤口愈合
zinc oxide	氧化锌